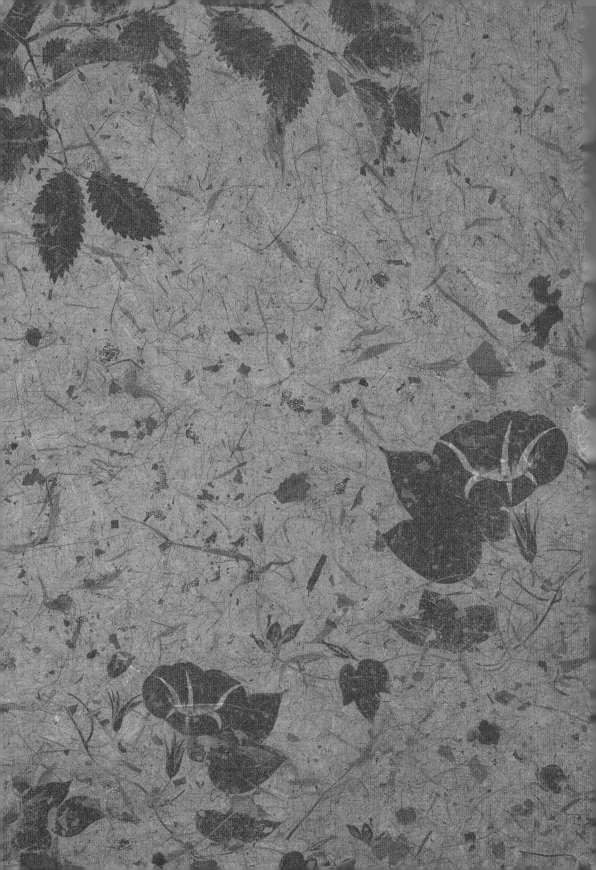

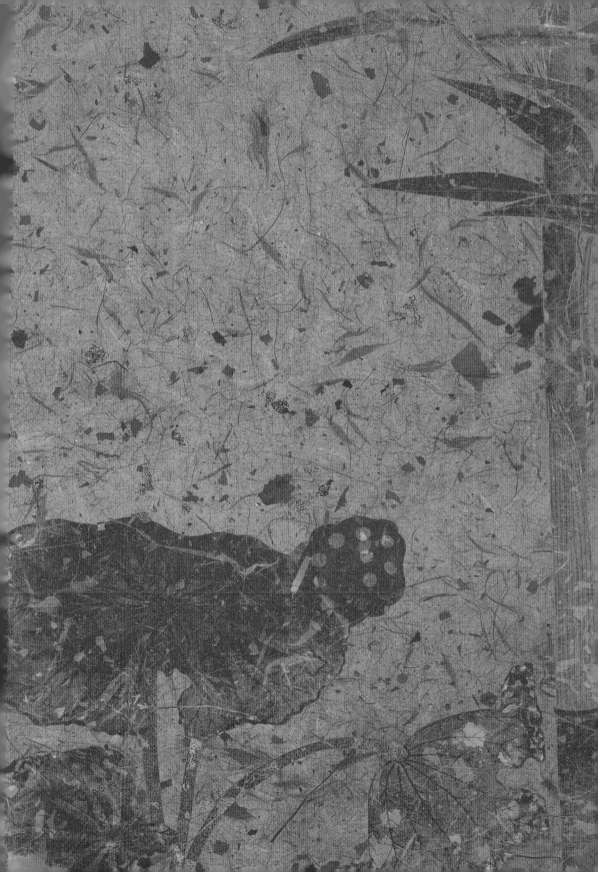

跟著太爺學中醫

一個傳統中醫的成長歷程

余浩——著

前言

二○○九年秋天，一個病號開著小轎車過來就診，進門後看了看我，笑著說：「這麼年輕的中醫，水準能咋樣？你看看我有啥病？」很多病人都認為中醫應該是年邁的老者，因為我年輕，測試我診療水準的事情時有發生……。

我看了看病人，頭髮稀稀拉拉的，頭皮油光可見，眼圈發暗……。我沒有切脈，只是看了他幾秒鐘，然後告訴他：「你平時經常頭昏、心情煩躁、腰部痠痛……。」

病人吃驚地看著我，問我是如何知道的。我笑了笑：「你的臉上、頭上不是寫著嗎？」接下來是診脈、開藥……。

每天我都在為病人切脈、望診、解釋病情、辨證用藥，這些知識是太爺從小教給我的，從我幼年開始，他用他的方式，為我走上中醫之路奠定了良好的基礎。為了將我培養成一名合格的中醫，他老人家付出了晚年全部的心血，在臨終前仍不忘告誡我行醫的準則……。

在中醫的路上能夠走到今天，我要感謝的是太爺他老人家，還有系統傳授我中醫知識的大學老師、教給我草藥知識的藥農朋友以及開啟我中醫感悟之門的世外高人，更應該感謝我的親人朋友及那些信任我的病人，正因為有了他們的幫助和支援，我才能成為一名合格的中醫師……。

今天我抽出時間完成這篇傳記式的中醫入門講述，既是我多年的心願，也是對朋友們的感謝。同時也是對太爺他老人家的告慰，願老人家九泉安息，含笑著，看我走過每一步行醫之路！

需要說明的是，本文中所有的人物均在生活中有原型。他們或是我的師長，抑或是我的朋友，甚至有神龍不見首尾的異士，當然更多的是支持我的患者。書中大量醫案，均採用臨床中的真實案例，對藥物的論述，絕無半點妄言，處方用藥及治療結果力求真實，對中醫理論的闡述儘量通俗易懂，希望對於中醫愛好者、在校醫學生以及醫學工作者有些幫助……。

從書中可以看到我所懷念、所感激、所尊重以及所要記住的所有人的影子，但是本文仍是一部傳記體的中醫入門講述。這本書是以現實中我的成長經歷為範本，記錄一個傳統中醫師的成長過程，希望我的成長過程能夠給所有喜愛中醫的人以鼓勵和借鑒。

但明吾心，吾心足已！

任之堂主人

目次

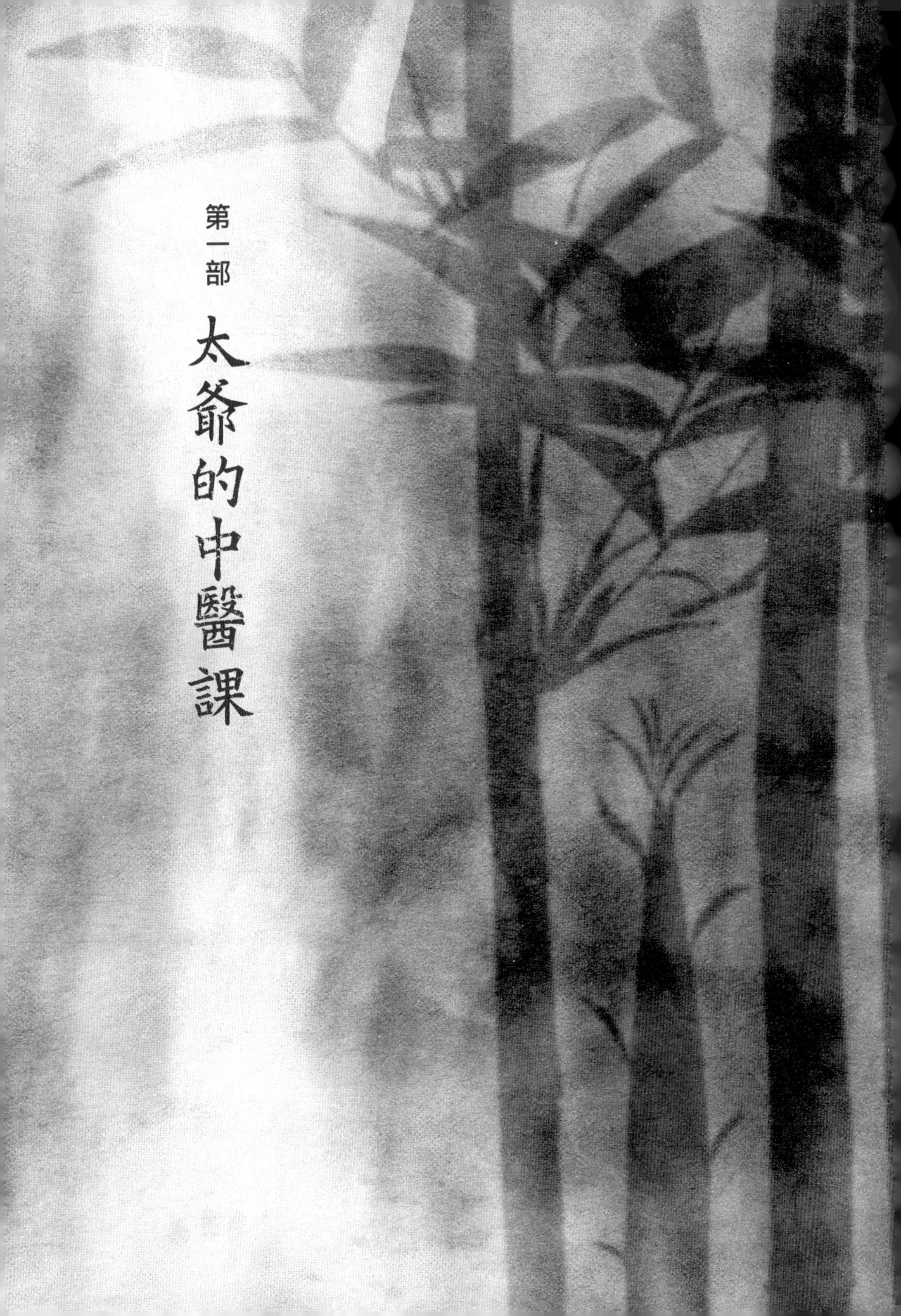

第一部

太爺的中醫課

第一章

在我幼年的心靈深處，太爺總能讓普通的藥材給我帶來許多遐想。
每當我接觸這些活生生的藥材時，
我總會為它們為什麼有這樣那樣的功效而驚詫……。

太爺帶我去採藥

我的太爺是家鄉有名的草醫，給人和豬牛看病，在當地人緣很好，也很有威望。他很想將自己一生的醫術流傳下來，可惜自己沒有兒子，只有兩個女兒，一個是我奶奶，一個是我姑奶奶。我奶奶是大女兒，最終留在家裡招了上門女婿——我的爺爺，而爺爺年輕時好賭成性，偌大的家業輸得所剩無幾，幾百上千畝的板栗山，最後輸得只有兩塊了。慶幸的是給我太爺添了四個孫子和一個孫女。我父親是老大，繼承了太爺手藝的一部分，即給牲口看病。一本《牛馬經》加上太爺的實踐經驗，將父親造就成了一方有名的獸醫。太爺的其他孫子，一個學了木匠，兩個當了教師，成了國家幹部——眼看一生苦心研究的醫術將要帶進黃土，年邁的太爺常常嘆息……。

一九七五年的秋天，隨著我的出生，太爺看到了希望！

從我滿月開始，太爺便天天抱著我在村前村後轉，唱著我還聽不明白的中醫歌謠，將畢生的心血慢慢地灌輸到我稚嫩的腦海中。隨著慢慢地蹣跚學步到能夠四處跑著玩，跟在我後面的總是我的太爺，氣喘吁吁地跟著我，口中喊著：「東娃子，慢點跑，小心有蜈蚣！」歡笑聲在太爺的擔心中四處散開。

縫衣針能救人？

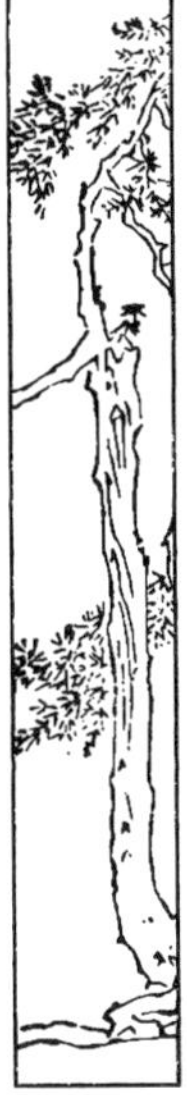

我依稀記得三歲那年一個很重要的日子，村頭李家的兒子濤濤不聽話，李叔打了幾下，結果濤濤突然面色蒼白，手腳發涼，出氣困難，慌忙中來找太爺，太爺拽著我，向李家跑去。

到他家時，李叔的老婆站在門口：「怕是不行了，娃子臉色白得像張紙，出氣困難！」

太爺說：「別急，讓我看看！」

濤濤躺在堂屋的涼床上，看上去出氣很困難。太爺切完脈，讓李叔拿來兩根縫衣針，然後倒上半碗酒，將針在酒中洗了洗，在濤濤的兩個手腕內側上一點各扎了一針，然後用大拇指在胸口反覆推，幾分鐘後，濤濤的臉有了血色，出氣也順暢了。

太爺回頭對李叔說：「娃子氣性大，以後教育要注意方式，剛才差點就氣昏死了！」李叔點頭稱是。在一連串的道謝聲中，太爺帶著我回家了。

回家的路上，我問太爺：「為什麼縫衣服的針能救人？」太爺笑著說：「不是針救人，是針扎了穴位救人。剛才扎的是內關穴，這個穴位能調理胸部的氣機；我手推的是膻中穴，此穴為氣海。濤濤是生氣後，氣鬱在胸中，氣順了，病就好了。」

太爺用手摸著我的頭問：「想不想學救人的本事？」我說：「想學想學！好玩嗎？」

太爺笑著說：「那可不是玩的事，得好好學才能救人，不然會把活人治成死人！」

我一時不知說什麼好，只覺得死人可怕。

看來學救人的本事是一件不好玩，而且會遇到死人的事情……。

太爺摸著我的頭，笑著說只要按照他說的學，一定能學好，而且學好後也很好玩。聽到很好玩，我便鬧著要學救人的本事。太爺爽朗的笑聲響徹山谷！

花花草草都是藥材

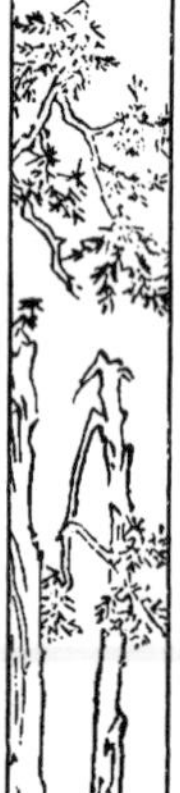

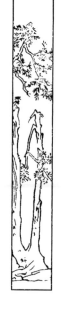

太爺的醫學知識是他的長輩傳授的，記得太爺說長輩人中有深悉陰陽五行八卦的先生，不僅給人看病，還順便幫人看風水，但長時間流傳下來，也失傳了不少，現在想來，也許是幾次革命將他們革怕了吧。最終留給太爺的只有幾本醫書加上一些常用的效方（也就是農村常說的祕方），而太爺經過努力地繼續學習和求教，終於形成了一套完整的醫學理論

體系，包括切脈診病、藥性整理、特效方劑、疾病預後[1]、癒後調理等。但是如何將這樣一個龐大的系統向一個只有不到四歲的小孩灌輸，還要不讓小傢伙感到枯燥，太爺有很長一段時間一直在思索著……。

一九八〇年秋，記得我剛滿五歲。太爺帶我到山上放牛，一邊走一邊指著山上的花花草草說，這些都是藥材，多好的藥材啊！

我好奇地問：「什麼時候開始教我學習救人的本事？」

太爺笑著說：「別急，慢慢來。你看前面那片刺藤上面一個個紅紅的，咱們叫『蜂籠罐』，就好像裝滿了蜂蜜的小罐子，可甜了！不過上面有刺，摘的時候要小心。」

我鬧著要吃。太爺摘了一個顏色深紅的，擦掉了上面的刺，掰開後摳掉裡面的籽，然後將果肉放到我的嘴裡，甜絲絲的，雖然水分不是很多，但真的很甜。

太爺說：「醫書上將這稱為金櫻子，沒有熟時呈青色，味道酸澀，熟透了就很甜！」

「這也是藥嗎？」我好奇地問。

太爺看著我說：「去年你每晚尿床，後來我給你喝了幾回『甜水』不就好了？」

「可那時你說是糖水？」

太爺笑著說：「就是這金櫻子煎的藥水！以後可要記住了，金櫻子煎的甜藥水可以治療尿床！」

---

① 疾病預後指根據經驗預測疾病近期和遠期恢復或進展的情況。

「知道啦！以後你不能再騙我，把藥水說成糖水！來！拉勾！」

太爺笑著和我拉勾，然後我們繼續跟著家裡的老黃牛朝山裡走去。大山裡的秋天隨處可以看到成熟的野果，沒走幾步就看見前面有棵柿子樹，樹上的柿子已被採摘，剩下幾個橘黃色的柿子掛在樹上，非常誘人。太爺用樹枝給我勾下來兩個，我急不可耐地吃了起來，甜甜的爽滑的感覺很是舒服。太爺自己卻蹲在地上撿拾滿地的柿蒂把。

我說：「老爺爺，你吃個柿子吧，柿蒂把不能吃的。」

太爺看著我，笑著說：「這可是救人的好藥！」

一聽說救人的好藥，我便幫忙拾起來，滿地的柿子蒂一會兒功夫就撿拾乾淨了，太爺用隨身帶的布袋足足裝了小半袋。

「這東西看起來真醜，皺皺巴巴的，能治療什麼病？」

「打嗝！」

「打嗝也是病？我每天吃飽飯後都要打上幾個飽嗝，很舒服的事情，怎麼會是病？」

太爺笑著看我：「打嗝多了也是病！而且很難受！」

我將信將疑，拉著太爺的手追隨我們家的老黃牛去了。

登上了山頂，地勢變得平坦了，前面有很多黃荊條，上面結滿了許多黑色的種子，圓滾滾的。太爺一邊摘，一邊告訴我，這些種子叫黃荊子，是祛風止頭痛的好藥。

我們一邊放牛，一邊採草藥。當天邊的最後一抹陽光消失，祖孫倆才慢慢下山回家。玩了一下午，我也睡著了，等我醒來，發現家裡來了幾位原不認識的客人，其中一個女的不停地打嗝，就像老公雞吃了蜈蚣，不停地嗝嚕嗝嚕，滿臉痛苦的樣子。太爺搖了搖半醒中的我，讓我看看打嗝打多了也難受。隨後太爺抓了一把下午我們撿的柿子蒂給病人，讓病人回家煎水喝，病人在半信半疑中離開了。

迷迷糊糊中，我晚飯還沒吃完就睡覺了。在夢中太爺帶著我爬了很多山，認識了很多長相奇異的藥材，太爺反覆告誡我，這些藥材都有靈性，與它們成了好朋友，熟悉瞭解它們各自的個性，就能夠治療世上很多疾病……。

青龍比白虎厲害？

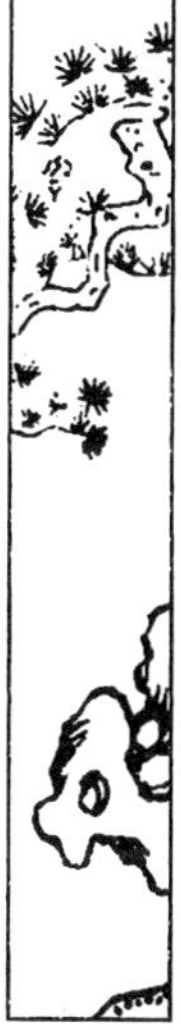

第二天清晨，一陣香氣把我從睡夢中喚醒，只見太爺端著一碗雞蛋麵條讓我起來吃。誘人的美食！這可是每年過生日才能吃上的東西，我一骨碌爬起來。

「為什麼有好吃的？」我疑惑地問。

「昨天下午撿的柿子蒂換來的！」

「柿子蒂能換雞蛋？今天我們再去撿！以後每天都吃雞蛋！」我立即回答道。

太爺笑了笑：「是昨天晚上那個打嗝的病人今天早上送來的，她的病好了！」

太爺平淡的話讓我的心靈受到衝擊，為什麼別人不知道柿子蒂可以治病？為什麼打嗝治好了病人要感謝？看來我正按照太爺的培養計畫一步一步向前走。吃完雞蛋麵條，又該上山放老黃牛了，這是老太爺晚年的一項工作，同時也順便可以採草藥。

到了半山腰，太爺累了，便停下來休息，一邊裝旱菸，一邊給我講故事。

今天講的是太爺、父親年輕時的一段佳話，太爺曾經講過幾遍了，但每次他都愛講這個故事，裡面有虎有龍的。

有一年冬天，鎮上的糧油商陳老爺從外地販油回鎮上賣，回來時受了寒，一到家就開始發燒，周身疼痛。因為做生意掙錢很辛苦，所以陳老爺就捨不得看病抓藥，只喝了些蔥薑水發汗，結果病情沒有好轉，躺了三天，眼看病情日漸加重，於是請鎮上的王大夫來看病。王大夫是鎮裡最有名的中醫，看後說是傷寒入陽明②，開了一副白虎湯③治療……。

「白虎吃人嗎？」我插話道。

「那是方名，不是白虎。古人用這個名是因為這方退燒效果很好，如同白虎。」

「病人服藥後燒退了，但周身骨節疼痛加重，幾天過去了，

---

②陽明是十二經脈之一，又分足陽明胃經、手陽明大腸經。

③白虎湯是東漢末年著名醫學家張仲景（150–219年）首創，最早見於《傷寒論》一書。

也沒好。於是家人又找鎮上的陳大夫看。陳大夫也是八代祖傳中醫，切完脈，嘆了口氣說：『老爺子身子骨本身就不好，加上勞累後感受重寒，現在寒邪已深入骨髓，部分已化為熱毒，寒熱兩種病邪交織在一起，不好治！』方子也沒開，搖搖頭走了。家屬一聽就哭了起來。當時你老太爺正好到集上賣柴火，看到好多人圍在糧油店前，裡面傳來陣陣哭聲，好奇地走了進去，問明了情況，切了切脈說：『別哭了，病人還有救。』於是讓病人家屬拿來筆和紙，開了兩副大青龍湯。三天後病人找到你老太爺，一定要感謝他，說他的兩副藥就將病人治好了，帶來一大桶芝麻油，要送給你老太爺。那年月，一桶芝麻油可是很好的東西，你老太爺硬是沒收，陳老爺就教你老太爺榨油的技術。現在咱們家的榨油房還是陳老爺幫忙蓋的，這些年來咱們家就一直沒缺油吃……。」

「看來青龍還是比白虎厲害！」我下了結論。

太爺笑了笑：「它們都厲害，但要用得恰當。時候不到，用了就沒效。就好比你昨天吃的柿子，如果一個月前吃，就沒那麼好吃！」

「嗯！上月老爸摘柿子，我偷偷嘗了一個，很不好吃！」

休息好了，我們該上路了，太爺拉起我去追前面吃草的老黃牛。

這時發現前面小樹葉上有隻小蜜蜂，跟隔壁鄰居家養的一樣，我忙用手去捏。

「別抓！」太爺的話剛說完，我的大拇指已被蜜蜂螫了，一陣癢痛立即傳過來。太爺忙用手輕輕拔去毒針，順便去懷中找藥。看著大拇指上慢慢出現的小紅包，我當時還以為會死呢，嚇得直哭。

太爺一邊安慰我，一邊打開從懷裡摸出來的小藥瓶，裡面裝著淡黃色的藥液。太爺搖了搖，藥液立即變成紅黃色。

他打開瓶蓋，用小樹棍沾上藥液塗在小紅包上，一種涼爽的感覺讓人很舒服。還真快，過了一會兒，小紅包沒了，不痛也不癢了。

「太爺！這是什麼藥？」我好奇地問。

太爺神祕地說：「這可是咱們家的祖傳祕方，你知道後可別告訴別人。」

見我點頭，太爺繼續說：「這是清明節後抓到的活蜈蚣，加上雄黃，用燒酒泡一周後配製的雄黃蜈蚣酒。別小看這東西，效果好著呢。咱們山裡毒蚊子多，經常會被叮上，有了這藥就不怕了。只要用這藥點上一點，很快就好了。蜜蜂螫了也有效。去年上山採藥，被毒蛇咬傷後，要不是及時抹上這藥，現在你太爺就在土裡囉！」

我接過小藥瓶，搖了搖，看不出裡面的神奇來，但我相信太爺的話。上個月弟弟被紅螞蟻咬傷後，又癢又痛，還起了不少小紅包，太爺也是用這個藥治好了弟弟的傷。

「蜈蚣一定要活的才有效嗎？」

「曬乾的蜈蚣也有效，但起效稍慢些。蜈蚣要大的，越大越好。一斤燒酒五條蜈蚣就好了，雄黃細粉一小包就可以了，如果加上點薄荷葉進去，效果會更好。不過咱們這裡不產薄荷，鎮上藥房買的薄荷沒啥力道，還不如不放。」

「記住沒有？」

「記住了！」我在前面一邊跑一邊念道：「蜈蚣五條、燒酒一斤、雄黃少許、泡泡就行……。」

「還有薄荷……。」太爺怕我忘記。

其實我老爸給我買過薄荷糖，涼涼的甜甜的不太好吃，難道薄荷就不是涼的？反正咱們家山上沒有，記了也白記，記住薄荷糖就行了。

平凡藥材，不平凡的功效

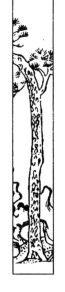

前面拐彎處有一棵桑樹，記得去年太爺帶我上山時還吃過桑葚。當時太爺說桑樹一身都是寶，桑葉清肝火、肺火，桑葚可以補血補腎，桑枝可以治療臂膀疼痛，就連土裡的桑樹根的皮還可以止咳。我一邊念著太爺說過的話，一邊看樹上還有沒有桑葚。太爺走過來放下背簍，開始撿地上的桑葉。

「山裡風大，才入秋，桑葉都吹落了，下霜後從樹上摘的桑葉藥效才好！」太爺念叨著。

「為什麼？」

「那稱『霜桑葉』，藥勁足！」

「既然桑樹一身都是藥，為啥不在屋前屋後栽上桑樹呢？」

太爺看了看我，沒想到我還有這種想法。隨即解釋說：「老太爺懂得風水，曾經給他講過，屋前屋後栽桑樹不吉利，桑與喪同音。」怕我聽不明白，繼續說：「農村死了人，稱為辦喪事，因為桑樹和喪事音相同，所以一般屋前屋後不栽桑樹。」

雖然那時我還沒上學，但太爺從我三歲就開始教我識字，所以還是明白他說的話。

「這桑葉又叫『神仙葉』，除了清肝火、肺火，還能止咳，但得用蜂蜜炒後效果才好；身體肥胖的人，長期煎水喝還可以使人變瘦呢！」太爺怕我記不住，就沒再繼續說下去，但我知道，他經常用桑葉給人治病。

撿完地上的桑葉，我指著樹上的桑葉問為什麼不摘了。太爺說留著，等下了霜咱們來摘霜桑葉。

隨著老黃牛在山裡不緊不慢地轉，太爺給我講了好多藥材的功效、味道、採集時間，可惜年幼的我一時也不能全記下來，最後還有些煩了。眼看近中午了，肚子也餓了，便催太爺準備回家。於是我們便牽上老黃牛往回走，而此時，太爺還不忘用柴刀砍了幾支柏樹枝帶上。

「太爺！上次你不帶了一捆嗎？家裡引火柴夠了！」我們農村喜歡用柏樹枝作引火柴。

太爺笑了笑：「這不是作引火柴用的。你爺爺患有風濕，每年這個時候都要發作。上次那捆他已經煎水熏洗完了，這兩天就沒見他喊膝蓋痛了。」

「爺爺患有老寒腿的事爸爸跟我說過，用這帶刺的柏樹枝熏洗有效嗎？」

「你想想看，這幾天你爺爺腿腳是不是利索④了不少？」

想想也是，很少抱我的爺爺，今天早上還抱我轉個圈呢！玩了一上午的我有些睏意，回到家，吃完午飯就睡午覺了，一覺醒來已是下午四點。太爺下午一個人進山了，看看屋後的大山，想著太爺一個人在山上採藥，真想進山找太爺，可媽媽說山裡很危險，一個小孩子就別進山了，到外面找弟弟玩去。

夜色慢慢降臨，村頭又響起太爺的呼喚聲！我們四五個小傢伙才戀戀不捨地分頭回家。剛進門，我就看見家裡堂屋的神桌上放著一個大玻璃瓶，裡面有一條很大的蛇。這蛇看起來雖然沒毒，但也怪嚇人的。我和村裡的幾個小夥伴就曾經看到過牠偷雞吃。

太爺指著瓶裡的蛇對我說：「這是烏梢蛇，今天下午捉的，用牠泡上藥酒，治療風濕效果很好。咱們農村風濕病人多，泡上藥酒，平時喝點，不僅可以治療風濕，還可以預防風濕！」

我一邊聽太爺說，一邊擺弄著瓶子，心想：「這麼醜的蛇，想不到還是很好的藥材，能治療風濕，真奇怪啊！」

在我幼年的心靈深處，太爺總能讓普通的藥材給我帶來許多遐想。每當我接觸這些活生生的藥材時，我總會為它們為什麼有這樣那樣的功效而驚詫……。

④謂言語或動作靈活敏捷。

單味藥的神奇功效

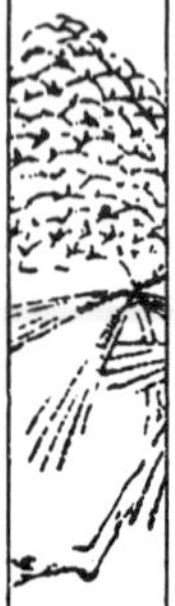

每天吃晚飯，是全家人在一起團聚的時間。家裡人多，年幼的我每次總坐在太爺身邊，這樣太爺就可以給我多夾一些菜，因為人多，桌子大，沒有靠山可不行！

有天晚上，菜上齊了，年輕的各自去盛米飯，男的準備喝點小酒。正準備開始吃時，村尾的曹爺爺抱著孫女琳琳過來。

琳琳圓圓的臉很可愛，可今天怎麼滿臉通紅？我還以為她害怕呢，忙走過去說：「別怕，我太爺不會用針扎妳的。」

曹爺爺對太爺說：「琳琳前天吃了兩個糯米糰子，昨天一天沒吃東西，今天開始發燒，她奶奶給她煮了五穀茶，喝了也不管用，實在沒辦法就過來麻煩余叔你了！」

老家的五穀茶是用稻穀、小麥炒焦，加上雞內金、艾葉、茶葉煮水喝，用於小孩子停食的治療，效果不錯，但那玩意兒不僅苦還有糊味，很難喝。

太爺聽完後，從藥櫃裡抓了一小把炒過的牽牛子，研成粉後給曹爺爺，吩咐他回家後拌上紅糖給琳琳吃。這個我以前也吃過，拌上糖後香甜味，好吃！就是吃完後會拉肚子。

看到太爺給琳琳吃牽牛子粉，我笑著說：「琳琳！今晚妳會拉肚子的，別拉在床上！」

琳琳要打我，曹爺爺攔住說：「拉就好！拉就好！不拉停在裡面會壞事的！」

看我們正準備吃飯，曹爺爺道了謝後就走了。後來聽曹爺爺說，琳琳晚上拉了兩次大便，燒就退了，第二天開始吃飯了。

太爺看病從來不收錢，他說都是鄉裡鄉親的，藥材是自己在山上採的，也不花什麼本錢。碰上病人家裡條件好的，病瞧好了，病人就給太爺提上兩斤酒、兩斤好菸葉。太爺不抽紙菸，說紙菸沒勁，還是旱菸好，自己也種過旱菸，而且長得也很好。太爺喜歡把好東西送給朋友嘗嘗，所以每年都種菸，每年都送菸，每年也收到不少病人送給他的菸葉。

菸抽多了，痰也就多了。每天早上起來，太爺總要咳上幾口黃痰。我爺爺很不喜歡太爺抽菸的習慣，更不喜歡他吐痰。最後太爺從大山陰溝裡採了很多魚腥草，陰乾後每天泡茶喝，慢慢的，太爺就很少咳痰了，但抽菸還是多，這也是他九十五歲那年幾次發病的原因。

山裡人上山幹活，常會碰傷，岔氣的事情經常發生，而每次出現岔氣，他們總是找到我太爺，然後說：「老爺子，把你的止痛菸給我抽口，我又岔氣了。」

太爺總是笑笑，從菸絲袋中取出一包早已配好的藥粉摻上菸絲，放在旱菸鍋裡點著，病人深吸幾口後，就會打嗝和放屁，只要氣一通，岔氣就好了，第二天就能上山幹活了。

這種辦法起效很快，也只有太爺知道配方。在我的幾次詢問下，太爺才神祕地告訴我，家裡每年都會種些小茴香，在秋天收穫後，把茴香籽研成細粉，用塑膠袋裝好，遇到岔氣的病人，配上菸絲，吸幾口就好了。

小茴香家裡每年都種，但治療岔氣，我還是第一次聽太爺說。記得去年我肚子受涼，連續兩天小肚子痛，老爸煮薑水給我喝，喝了還是隱隱作痛。太爺聽說後，用小茴香的苗切碎後，拌上雞蛋炒了一小碗給我吃，那可真香，不過也太香了，吃到最後有些膩，吃完後就不痛了。太爺跟我講，小茴香苗和茴香籽都能散小肚子的寒。我就一直記著，沒想到它還能治療岔氣。

我繼續問太爺：「小茴香還可以治療什麼病？」

太爺看我對小茴香很感興趣，就接著說：「小茴香主要是溫暖小肚子，凡是小肚子發脹、發涼、疼痛都可以用。還記得前幾天你二嬸不是叫喚小肚子脹嗎？一會兒就想上廁所，可又沒尿，後來用小茴香煮水喝就好了！」

三十年後的今天，當我再次遇到這類病人，B型超音波檢查提示骨盆腔少量積水，採用太爺當年的辦法就有很好的療效。病人往往先有氣鬱在小腹，後有少量積水形成，三十克小茴香煎水後一次喝下，連續放上幾個響屁，病情當天就緩解了。

品德不行，不適合學醫

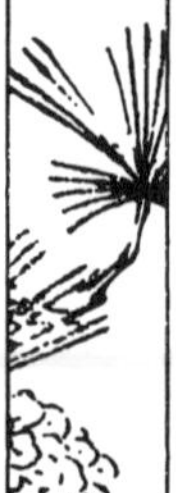

隨著天氣變冷，上山採藥少了。但太爺卻利用冬天的時間，一邊看病人，一邊給我講解藥物的用途，幫我熟悉藥材。

有天上午講到白果，這種藥材村頭就有，我們農村叫銀杏樹，結的果實沉甸甸的，稱作銀杏果。

太爺說：「白果仁能止咳，能止白帶，治療婦科病，還能補腎。」並說補腎是通過金水相生來達到的，可惜當時我不明白金水相生的意義。還談到白果有小毒，一般大人一天服用不要超過三十粒。如果中毒了，就用白果殼煎水喝就可以解毒了。」

這些話當時聽起來很瑣碎，但沒過三天就得到了驗證。

村裡張叔家有棵白果樹，結了很多白果。張叔的老婆正好長年咳嗽，聽我太爺說可以用白果止咳，就煮了不少給他老婆吃。結果他兒子園濤趁張叔不在家，偷吃了不少白果，中毒了，出現噁心、嘔吐、腹痛、腹瀉等症狀，趕忙來找我太爺治療。可太爺正好出遠門看病人去了，我問清情況後讓張叔用白果殼煎水解毒，效果還真不錯，很快就解毒了。

太爺回來後，聽完我的彙報，高興地直誇我，看來咱們家中醫有傳人了！

鄰居奶奶經常頭疼，在太爺手中看了幾年也是時好時壞，問題的關鍵是她每天都要吃辣椒，沒辣椒就吃不下飯。她頭疼，搞得太爺也頭疼。看不好病人的病，醫生很是頭疼，這也是這些年我經歷過的感覺。

在太爺沒有良方時，我的一句話改變了現狀。

我說：「要是奶奶每天能聞聞藥味，那吃點辣椒也就不怕了！」

太爺看著我，突然笑了起來，不停嘮叨，有辦法了，有辦法了……。

後來才知道，太爺用秋天採的野菊花給鄰居奶奶做了個菊花枕。從那以後，鄰居奶奶就沒再上火了。以後每年她自己都做幾個菊花枕，一個自己用，其餘的就送人。

自從這件事以後，太爺就認定我是學中醫的一塊料，也就爽快把祖傳祕方教給我了。

在太爺看來，選擇中醫的傳人寧缺毋濫，這也是太爺不傳授給爺爺和幾個叔伯的原因。爺爺好賭成性，讓太爺失去培養他的信心；幾個叔伯對學醫基本沒興趣，所以太爺只得從我這輩人中尋找接班人。

如果一個人的品德不行，是不適合學醫的。否則最後救人不成，反而害人，造成許多後患。

另外學醫必須有較強的悟性，沒有悟性的人學習中醫，不能將中醫的發展向前推進，只能使其退步。

太爺最後看中我，主要是看到了我心地善良和領悟力強！

現在想想，讀大學時，很多成績很好的同學，畢業後卻失去了對中醫的興趣，改行從事西醫或者其他行業。讀書時的成績靠的是死記硬背，裝在腦海中沒能靈活運用，最終成了一鍋爛粥，放棄中醫是遲早的事。

想想太爺當初的顧慮，再看看現在中醫學院的招生和中醫的現狀，我才感到中醫的傳授選對人是何等的重要！

中醫的培養是一個循序漸進的過程。按照太爺的計畫，首先是傳授常見藥物的識別及單味藥的特殊功效，培養我對中醫的濃厚興趣。這期間我會問很多問題。然後太爺再開始傳授中醫理論，同時傳授脈法，並逐步解開我的疑問。再帶我上臨床，傳授一些經典方劑，通過經方的運用，提高自己對疾病、對人體的認識。過程中我會因為有些病人療效不好而產生新的疑問，借此機會，太爺再傳授家傳祕方，彌補傳統經方的不足……。

而大學裡的課程就不一樣，先學習中醫基礎理論，然後再是中藥學、方劑學，然後生理、病理……最後是上臨床實習。往往大學第一年就因陰陽五行搞得一頭霧水，失去了對中醫的興趣，接下來只能按部就班向腦子裡塞東西，到大學畢業時才慢慢理清頭緒，可惜已經晚了。

自從太爺給我講了白果以後，我就一直有個疑惑，為什麼一個白果，外面的殼能解裡面的毒？

當我問太爺時，他說：「這是陰陽的對立統一！」

太爺的回答更讓我摸不著頭腦。陰陽是什麼？為什麼陰陽對立又要統一呢？

第二章

太爺對陰陽的認識很深刻，他認為治療疾病首先得分陰陽，這是第一步。這步搞不清楚，按照土話說，就容易把藥下反，會加重病情，甚至會死人。所以在陰陽的分辨上，太爺總是時刻訓練我。經常是太爺說陽，我說陰，好比對對聯。

太爺教我辨陰陽

治病得先分陰陽，不然會死人

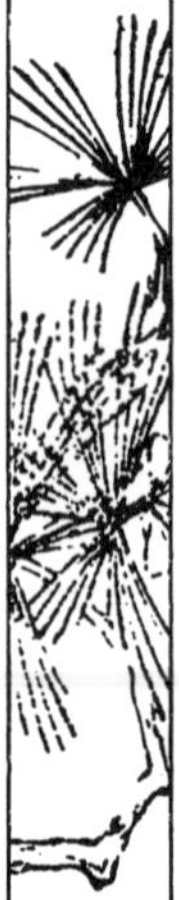

由於我還小，太爺只能由淺入深地談論陰陽！

「世間的萬事萬物有很多，每個事物都有自己的特性，如何來認識這些事物，古代人發明了一種很簡單的辨法，就是分陰陽。正如我們看電影，可以將電影裡的人分為兩種，即好人和壞人；根據人的性別，可以分為男人和女人；根據人的身高，可以分為高個子和矮個子；根據天氣，可以分為晴天和陰天；我們對氣溫的感覺，可以分為熱和冷。這些都是按照陰陽來畫分的，男人、高個子、晴天、熱，屬陽；女人、矮個子、陰天、冷，屬陰。」

「這好懂，但是矮個子男人又屬什麼？高個子女人又屬啥？」我疑惑地問說，「男人屬陽，矮個子屬陰，那矮個子男人難道就是陰陽人了？」

太爺聽到我問這個問題，非常高興，認為我對陰陽的理解還是很有悟性的。接著就給我解釋：「男人屬陽，男人中再按照高矮來分，矮個子就屬於陰。綜合來講，矮個子男人就屬於陽中之陰了！」

「哦！我還以為算陰陽人呢！」

「陰陽本身是對立的，但沒有陰就無法談陽，沒有陽也無法談陰，正因為陰陽的存在、陰陽的變化，才使世界有了變化，有了相互制約，在制約中發展、成熟……。」

「哦！我明白了！夏天很熱，屬陽；冬天很冷，屬陰。」我迎合道。

「是的。沒有夏天的炎熱，就沒有植物的旺盛生長；沒有冬天的寒冷，植物第二年春天就不能健康成長。」

「對了，前年冬天很暖和，結果去年春天莊稼都生病了，人也生病了。」我隨著太爺的話說著。

「白果殼屬陽，白果仁屬陰，兩者的統一，就是一個完美的果實。」太爺笑咪咪地看著我。

「還有其他藥物有這樣的統一嗎？」我追問道。

「有！還很多！比如：生薑的薑皮是涼性的，薑肉是溫性的；麻黃發汗，麻黃根止汗；發芽馬鈴薯中毒，用馬鈴薯秧煎服可解……。」

太爺說得我一愣一愣的，事物真的這麼奇妙嗎？太爺接著說：「在人體心屬火、腎屬水，水火本身相克，但因為有了水，所以火就不會太旺；有了火，水就不會太寒。」

「太複雜了！」聽太爺娓娓道來，我心裡暗暗地想。

但隨著太爺的講述，陰陽的理論在我心裡慢慢明朗化，逐漸清晰起來——雖然這個體系對於年幼的我來說實在有些複雜。

太爺繼續講：「在特定的情況下陰陽是可以轉化的，陰可以轉陽，陽也可以轉陰。」

「是不是冬天到夏天是陰轉陽，夏天到冬天是陽轉陰？」我好奇地問道。

「對！對！對！」太爺興奮地回答到，「陰陽在相互轉化的同時，也是可以相互制約的，我們往往利用陰陽的相互轉化和相互制約來調整機體的平衡，這也是我們治病的基礎。如果是陽病就得用陰藥，而陰病就得用陽藥！比如身上長膿包，如果發紅、發熱……。」

「我知道了，發熱、發紅屬陽，就用陰藥，而寒性屬陰，用寒性藥就可以治療陽性長包了？」我搶著問。

「太對了！」太爺興奮地看著我，彷彿看到了自己醫術傳承的希望。他繼續問說：「那如果長包不發熱，也不發紅呢？」

「那就用陽藥，用溫性的藥物唄！太簡單了！」我覺得這真是一個好玩的遊戲。

慢慢的，我認識到治療疾病並不是單單記住什麼藥治療什麼病，應該很複雜，但似乎又很簡單……。

一時間，我也不知如何表述，只是知道太爺已經把我領入了一片神祕的寶地，好多好多好東西，我得用心去領悟！

我也明白了為什麼我去年春天長包，太爺用的是蒲公英煮水給我喝；而弟弟秋天長包，太爺卻用菊花煎水給他喝。一樣是長包，都有紅腫，雖然藥物不一樣，但都是採用涼性的藥物，用的是屬陰的藥，所以病都治好了。

太好了！看來學習救人的本事也有竅門，不是很死板的。通過對太爺所說陰陽的理解，也明白了為什麼太爺遇到一些小病，在屋前屋後隨手採上幾味藥就能把病人治好，我想這裡面就運用了「陰」和「陽」的相互制約。

太爺對陰陽的認識很深刻，他認為治療疾病首先得分陰陽，這是第一步。這步搞不清楚，按照土話說，就容易把藥下反，會加重病情，甚至會死人。所以在陰陽的分辨上，太爺總是時刻訓練我。經常是太爺說陽，我說陰，好比對對聯。

「天為陽！」「地為陰！」

「頭為陽！」「腳為陰！」

「火為陽！」「水為陰！」

「外為陽！」「內為陰！」

「氣為陽！」「血為陰！」

「六腑為陽！」「五臟為陰！」

「右手為陽！」「左手為陰！」

「上眼皮為陽！」「下眼皮為陰！」

「上嘴唇為陽！」「下嘴唇為陰！」

「上升為陽！」「下降為陰！」

……。

就這樣反覆地對對聯，反覆地練習，太爺將陰陽的觀念深深種植在我的腦海中。但是隨著太爺訓練的深入，我又產生了新的疑問……。

有一天，我將困惑了很久的疑問提出來，「太爺，如果上為陽，下為陰；上升為陽，下降為陰，那麼上面的陽氣越來越多，下面的陰氣越來越重，陰陽之間的距離越來越遠，不就形成陰陽離絕了嗎？您不是說，陰陽離絕，人就會死嗎？」

我的一句話一下子把太爺問住了。在他看來，教我學陰陽的目的只是為了辨析人體陰陽的特點，為以後學醫打下基礎，沒想到我會想到這一層。

從釣魚中明白中風的預防

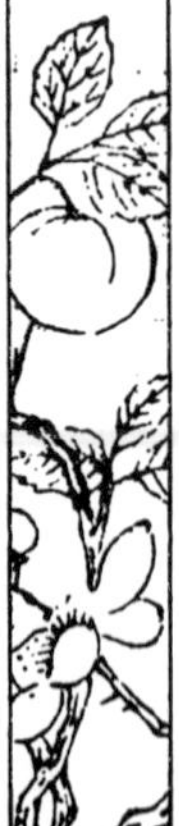

在接下來的幾天裡，太爺一連給我講了幾個例子，幫我理解陰陽的轉換。那天中午，太爺指著太陽照射後灼熱的大地對我說：「地上的水是屬陰的，在太陽的照耀下變成水氣上

升，水氣就屬陽，水氣不斷上升，在天上變成了雲彩，這個過程就是由陰轉陽，陽氣上升的過程。」

「是啊！陽氣上升到天上變為雲，地上的水為陰，這樣不是陰陽分離，越來越遠了嗎？」

「對！對！我以前不是告訴過你，陰陽是相對的，有上才有下。你再看，當雲彩會集，烏雲蓋頂時，雲就會變成雨下降到地面上，這是陽轉陰，陰氣下降的過程。雲在上、水在下為陰陽對立，水氣上升、雨水下降是陰陽轉換啊！」太爺意味深長地說。

「我明白了，那萬一雲彩跑到老高，不能會集，不變成雨了呢？」

「陰陽之間有一股力量，它們會相互吸引，不會跑得老高的！」太爺笑道。

為了進一步說明陰陽之間的吸引，第二天，太爺拉著我去釣魚。

長長的魚線中部有個浮標，下面繫著沉子和魚鉤，太爺把蚯蚓掛在魚鉤上，然後一甩魚竿，魚鉤落在水塘中央。

太爺指著水中的浮標對我講：「浮標向上浮，我們假設為陽；沉子向下沉，我們假設為陰。它們兩個一個向上，一個向下。當力量相當時，浮標就會直立在水面上。如果沉子太重，浮標就會被拉到水裡；如果沉子太輕了，浮標就會平躺在水面上。」

「這個我明白，我上次釣魚時，沉子太重了，就把浮標拖到水裡了。」我附和道。

「在我們人體也是一樣的，上為陽，下為陰，陰陽之間有一種無形的力量牽引著，形成一種平衡，醫學上稱為陰能涵陽。如果下面陰氣不足，陽氣……。」

「陽氣就會上竄？升得太過？」我接過話頭來說。

「對，非常正確！這樣病人就會頭腦發脹，頭痛！」

「看來陽氣上升太多，憋在腦袋裡，會不會像氣球一樣爆炸呢？」我笑道。

「是的，人也會爆炸的！」太爺嚴肅地說。

「人也會爆炸？」我問道。

「是啊，人體陽氣上升太過，腦袋中的血管就會脹破，這就是中風了。就好像吹氣球，使勁地吹，就會爆炸的。」

「你說人在中風之前應該怎麼辦？」太爺試探著問我。

我一時不知如何回答。太爺以前也沒有教過我該怎麼治啊！看著水中的浮標，我想浮標漂得太過，不就是因為沉子太小了嗎？於是我小聲地說：「那就加個沉子試試！」

「嗯，不錯！」太爺滿意地點點頭。然後感嘆說：「是啊！中風發作前，是要給病人加個『沉子』啊……。」

「魚咬鉤了！」我驚呼道。

太爺立即扯起魚竿，魚鉤上掛著一條小小的鯽魚。太爺一邊取魚下鉤，一邊問我：「剛才看到浮標下沉沒有？」

「看到了啊！下沉了才說明魚咬鉤啊。」

「那我們沒有加沉子，浮標為什麼會下沉呢？」

「有魚在下面咬鉤，在往下扯啊！」

「這就對了，中風發作前，除了考慮給病人加『沉子』，難道就不能向下扯陽氣啊？就像這魚扯鉤一樣？」太爺反問道。

我沉思起來。釣魚這個好玩的遊戲，太爺硬是要同中風扯在一起。不過，既然魚咬鉤能使浮標下沉，人體陽氣上升太過時，除了加「沉子」，應該還有其他辦法。

太爺看著我不出聲，接著說：「加『沉子』就是補養陰分，陰分足了，陽氣自然受到牽拉，不會上升太過，這是治本，得一段時間才能見效。最快的辦法是引氣下行。拉動上面的陽氣向下運行，就好像魚咬鉤向下拉浮標一樣啊！」

太爺沒有繼續往下說。畢竟我還小，能夠明白陰陽之間的吸引力已經不容易了。這是我第一次聽太爺講中風。太爺通過釣魚，通過談陰陽之間的吸引，給我闡釋中風發作前的治療。

如今在臨床上，碰到病人血壓升高，兩側太陽穴發脹，頭痛，脈象顯示氣血並走於上，我就會想起太爺當時教我釣魚時的場景，我便會用牛膝、鉤藤、赭石這類藥物，引領氣血下行，患者症狀很快能緩解。然後再用上龜甲、磁石、天麻、何首烏等滋陰藥物，益陰涵陽，從根本上解決虛陽上越的問題。

從小太爺就將陰陽植根在我的腦海中，培養我站在陰陽的角度看待事物的習慣。現在每當給病人看病、切脈、開方時，陰陽辨證總是清晰地指引著我，可以說，如果不明白是陰虛還是陽虛，是陰盛還是陽盛，我還真不知道如何開處方！只有腦海中分清了各臟腑陰陽虛實情況，下藥才能立竿見影。

分清了陰陽，但如何確定各臟腑的陰陽虛實，成了我的最大疑問。

當時我已經滿七歲，太爺也發現這個問題。下一步是教我望診還是切診，太爺猶豫了很長時間。最終決定教我切診。因為切診非常重要，需要長時間的練習，這也是太爺醫學知識中總結最多的一部分。現在的太爺已是八九十歲的人了，如果有生之年不能將最重要的東西傳授給我，將是一件很遺憾的事。

於是太爺開始培養我的切診功夫……。

第三章

> 東娃子，抓泥鰍是為了練習你的感覺，給病人切脈也需要感覺，
> 只有感覺到位後，才能體會到脈象的變化，這樣切脈才能得心應手。
> 你如果想學醫，就一定要有耐心！

太爺教我學診脈

現在想來，當年為了教我學習診脈，太爺的確花了很多心思……。

教一個只有七歲的孩子，瞭解什麼是脈象以及背後的含意已經很難了，還要把相對比較細微的脈象變化體會出來，我實在想不出比太爺更高明的教法了。

從抓泥鰍中訓練手感

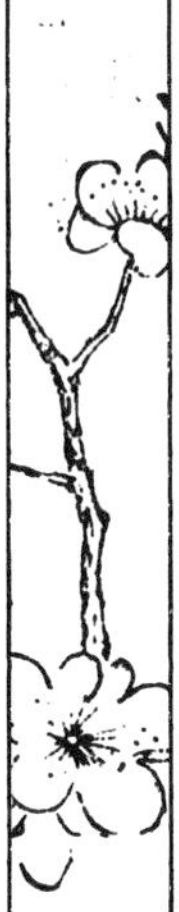

有天早上，太爺把我帶到了院子裡，院子的角落有一個大木盆，裡面居然有許多泥鰍，大約幾百條吧。太爺拿出一個木桶，讓我把那些泥鰍從盆裡抓起來後放到桶裡。

真是一個好玩的遊戲，當時我是這樣想的，很容易啊！

我伸手便抓，泥鰍滑溜無比，忙呼了半天，除了濺了一身水外，我一無所獲。

我困窘地看著太爺，太爺微笑著捋了捋鬍子，緩緩道來：「東娃子，抓泥鰍可不是你想的那麼簡單哦！抓泥鰍下手要輕，不要讓泥鰍感覺到你在抓牠。泥鰍可是很滑的，當你的手輕輕地碰到泥鰍後，雙手慢慢合攏，快快地抓起來。你要注意輕、慢、快三個字。」

太爺說起來很簡單，但我做起來可就有些難了。在太爺的細心指導下，我終於找到了感覺。

接下來的一整天，我將所有的泥鰍全部抓到了桶裡。看著我的成績和沾滿泥水卻高高仰起的驕傲小臉，太爺開心地笑了。

但讓我鬱悶的是，太爺在表揚我之後，順手將桶裡的泥鰍又倒回了盆裡。

我忍不住抗議了：「幹嘛又倒回盆裡，抓得很辛苦！」

沒有想到太爺卻板著臉，嚴厲地說：「這可不是遊戲，明天放學後再抓一遍，記住明天不能再抓這麼慢了！」

「抓就抓，誰怕誰呀！」我有些委屈，賭氣說道。

「東娃子！你要知道學醫是很辛苦的，你是太爺的希望，你一定要更努力才行。太爺我老了，怕等不了那麼久了……。」太爺摸著我的頭，喃喃地說，目光看著很遠的地方，不知道是在安慰我，還是在自言自語。

我只知道那語氣裡帶著幾分我所不理解的蒼涼，而我的委屈也很快就消散了，誰讓我和太爺關係最鐵。

第二天老師有事，只上了半天課就放學了，回家一放下書包，我就到後院去抓泥鰍。成績有所上升，從放學到天黑，我終於抓完了所有的泥鰍。照例是一身泥水，被媽媽罵了一通，但也得到了太爺的表揚。

第三天一切照舊，但我畢竟是個孩子，連續抓了三天，再好玩的遊戲也玩膩了。太沒意思了，每天手都在水裡泡著，泡得手都腫了，我罷工不幹了。太爺用盡辦法勸我也沒有用。

太爺語重心長地對我說：「東娃子，抓泥鰍是為了練習你的感覺，給病人切脈也需要感覺，只有感覺到位後，才能體會到脈象的變化，這樣切脈才能得心應手。你如果想學醫，就一定要有耐心！」

我卻一口咬定自己已經抓得很好了，不會有人比我抓得更好，我可以學其他的了。

太爺好笑地看著我說：「我們打個賭好嗎？我倆來比比誰抓得快，如果你比太爺抓得快，太爺就教你其他的東西，但如果太爺比你抓得快，你就得乖乖地抓一個月的泥鰍，不許賴！」

我說：「好，比就比！但太爺你輸了，不光要教我其他的東西，還要給我買糖吃！」小時候我是個很嘴饞的小孩子，但是那個時代的孩子有誰不饞呢！

比賽的結果不言而喻，我慘敗……。

我沮喪極了，也有些不服氣。

太爺說：「來來來，太爺抓給你看看，你就知道你比太爺差的原因了。」

只見太爺慢慢地把手伸進水裡，緩緩地接近泥鰍，但很快便把泥鰍捧到手中。而那些泥鰍躺在他的大手裡，一動不動，很舒服的樣子，一次能抓兩三條，就這樣一盆泥鰍很快就抓完了。

我這才真正掌握了抓泥鰍的要訣：輕、慢、快。而這一切的把握都要依靠手的感覺。

在接下來的時間裡，雖然時有怨言，但總是被太爺揪住在課餘時間練習捉泥鰍。

快入冬的水有些涼意了，每次捉完泥鰍，手都被凍得通紅，每次太爺看著我凍紅的小手，都很心疼地幫我暖熱，但從來不准我放棄。

不知道為什麼，我總覺得太爺心裡好像有很多話要對我說，他卻很少說，他常常看著我，但目光卻停在很遠的地方……。

功夫不負有心人，通過一個月的努力，我抓泥鰍的速度終於能夠和太爺一比了。

在一個天氣晴朗的下午，在太爺的要求下，我在全家人面前表演抓泥鰍，贏得了大家的掌聲和表揚。

大家笑著說：「看來咱們家以後不缺泥鰍吃了。」

我卻苦著臉說：「天氣太冷了，我再也不抓泥鰍了！」

不一樣的新年

大人盼種田，娃娃盼過年！

每年最快樂的時光總是來得遲，而去得快！

盼啊盼，終於盼到快過年了，鞭炮、龍船、糖果、年糕、新衣服……。

太多的誘惑，一想到心就癢癢的。

過年嘍！不，只是快過年嘍！

和往年一樣，每當快過年的時候，心情激動得像要飛上天，每天盯著日曆過日子，但唯一的例外是今年我要隨著太爺一起替人看病。

臨近過年，通常是病人最多的時候，忙了一年，閒下來，身體的不舒服就顯出來了；同時在外鄉攬工的也回來過春節了，人多了，病也多了。

春節前後的一個多月，每天都要看病人，看到其他小夥伴在稻場上瘋鬧、嬉戲、放鞭炮，而我卻每天都得陪太爺給人看病，心癢無比，恨不得身分兩邊。

太爺看出了我的心思，就許諾說，等看完病人，就給我買最棒的沖天炮，我的心才收回來。

整個春節期間，我和太爺看了好多病人，其中有幾個給我留下了很深的印象。

曹叔吃魚時，不小心被魚刺卡在喉嚨裡，在家吞了飯團、喝了醋都沒有效果，只好來找太爺。太爺從藥櫃裡抓了一把威靈仙，倒了半瓶醋，加了半碗水，放在爐子上煮了十來分鐘，過濾晾溫後，讓曹叔慢慢地喝下去，不一會兒曹叔就感覺好多了。我在旁邊看著，覺得很神奇。

太爺對我說：「魚刺卡喉一碗醋，靈仙一把立能疏。」

到今天，我治療魚刺卡喉仍用這個單方，效果真的很好。

第二個病人是個外鄉攬活的小夥子，是個外村人，我並不認識。小夥子一見到太爺就忙著脫褲子。我覺得這人真不知羞，外面還有好多村裡的大嬸呢。

太爺說：「別急，小夥子，來裡屋吧！」

小夥子跟我們一起到了裡屋，脫下褲子，只見他的大腿內側抓得血淋淋的。小夥子說：「在外面攬活不容易，染上病了又沒有錢治，結果就成這樣了。」

太爺仔細地看了看，然後問：「這病晚上睡暖和了，癢得更厲害，是吧？」小夥子連連點頭！

太爺說，這是疥瘡。隨後包了一包硫黃，寫了個方子：苦參一兩，黃柏一兩，蛇床子一兩，三劑，煎水外洗。

並交代小夥子，將每副藥煎成半盆水，放入硫黃粉洗澡，並叮囑他要把換下來的衣服用開水燙過後曝曬。

過了幾天，小夥子又來了，提了兩瓶酒，說是要感謝太爺治好了他的病。太爺謝絕了他的酒，對他說：「在外攬活，日子過得艱難，過年了還是早點回家去！平時床單、被子及換下的衣褲要曝曬，免得再傳染疥蟲……。」

我二叔非常喜歡喝酒，酒量卻不行，每年過年都要鬧酒，每次都醉得不省人事，最後總要靠太爺善後，把他弄醒。大家都想知道要用什麼藥解酒，但是太爺從來祕而不宣，今年我可要抓緊時機，看看太爺用的是啥藥。

喝年酒時二叔又是鬧得最兇，也醉得最快。還沒等大家吃完，他已經躺在桌子底下了，我就叫太爺過來。太爺看著這個讓他頭痛的孫子，無可奈何地搖了搖頭，然後到櫃子裡拿了個小盒子過來，抓了一把裡面的東西，外加一把葛花，煮水給二叔灌下去，不到晚上，二叔就醒了，又開始鬧著喝酒。

我悄悄地問：「太爺！小盒子裡是什麼藥？」

太爺神祕地對我說：「東娃子，千萬不要告訴你二叔，免得他以後喝酒更沒有節制。其實這也不是什麼稀奇藥。」

原來家裡後院種了一棵拐棗樹，每年太爺就把拐棗樹的種子收起來，放在小盒子裡，以備不時之需。

太爺告訴我，拐棗籽又名枳椇子，是解酒的好藥，配上葛花，解酒尤佳。這個方法簡單有效，我一直用到現在。

拉肚子是春節最常見的病，一般都是在家裡吃點止瀉藥就行了。但張叔的小兒子拉肚子卻不一樣，自己吃了止瀉藥，肚子不拉了，卻出現肚子痛。折騰了幾天，實在受不了，就來找太爺了。

太爺摸了摸他的手心，我也跟著摸了摸，燙得很！

太爺又問：「是不是拉肚子的時候屁眼熱辣辣的。」他點了點頭。

太爺說：「你這是過春節好的吃多了，辣的吃多了，拉肚子是正常現象，是在排身體內的熱毒，不拉才會出大問題！」太爺給他包了兩塊大黃，讓他泡水喝。

病人走了，我很奇怪地問太爺，「為什麼拉肚子還要吃大黃，不是越拉越厲害嗎？」

太爺說：「這就叫做『通因通用』，病人因為腸道熱毒過盛引起拉肚子，用大黃通下，幫他將熱毒清乾淨，病自然就好。」

我還是似懂非懂，太爺接著說：「陽病用陰藥，熱病用涼藥，這中間的關鍵是分清楚病人是不是熱病、陽病！只要確定了，就可以用。治病要從根本入手，不要被表面現象所迷惑……。」

太爺的這番話，直到今天，我仍然在思索！是的，每一個醫生一生所做的，就是為了找出疾病的本質並治療它。

春節很快過去了，我記住的除了鞭炮、熱鬧以外的東西，那就是病例，還有太爺手書的一副對聯：

上聯：青山採藥鋤歲月

下聯：河水熬湯煉春秋

橫批：醫藥人家

我看到了太爺的驕傲和希望……。

從放風箏中學習切脈

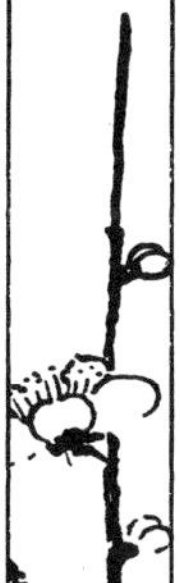

練習了一個冬天的抓泥鰍，雖然小有所成，手指的靈活性和敏感度大大增加了。但要找到脈行的感覺，仍然不是一件容易的事情。

太爺日思夜想，居然想到一個從沒有用過的辦法——放風箏。

山裡風大，不容易找到風勢平穩的地方，每次放風箏都要跑到後山去。山頂上風雖然很大，但是風勢比較平穩，所以很適合放風箏。每當風箏放到二十米以上後，太爺便將一個圓形的硬紙片穿在線上，紙片沿著線在風中向風箏追去，而太爺讓我將食指、中指、無名指三指切在繃緊的風箏線上，體會從指上傳來的那種時有時無、時快時慢、時滑時澀的感覺。

太爺在風箏線上打了一些小結，之間的距離有一定的規律，紙片每通過一個小結就會有輕微的振動，這種感覺會隨著風箏飛的高度而減弱，當風箏升得很高時，紙片通過小結時的振動就完全感覺不到了。

太爺讓我細心感覺，時放線，時收線，在不同的距離體會這種振動的感覺；紙片的數目也不是一成不變的，有時是一張，有時是兩張，這樣感覺又不一樣，如同小鳥在半空歌唱，通過細線將牠們的歌聲傳到我的指尖。風小時振動會慢，風大時好像牠們在吵架一樣，互不相讓，你還未罷，牠又起；牠方起時，你又來……。

在這種錯綜複雜的情況下，只有當心很靜時，才能體會到幾張紙片的不同振動。從一張紙片開始練起，一直到同時放上五張不同大小的紙片，它們停在風箏線上的不同位置。當五種振動同時傳來，要細分開來，很不容易……。

一個春天的練習，我已經有一定的感覺！

太爺放上紙片後，讓我背著風箏用手指切線，詢問我有幾張紙片，第幾張最大，我都能夠一一做答。

也許正是因為這種特別的練習，使我現在對切脈有一種特別的情愫，一種包含著情感的脈搏跳動，讓你能從中感覺到患者的喜、怒、哀、樂……。

練習完放風箏，太爺才拿出他珍藏的《診脈心法》。這是一本關於如何練習切脈和脈學理論方面的手抄本。書皮已經發黃發暗，還得從右向左豎著看，而且大多是繁體字，對於不滿八歲的我來說，的確難度很大，但我還勉強認得第一頁上的幾行字：

凡心浮氣躁者，不可與之言脈巧！
凡資質愚鈍者，不可與之言脈深！
凡眼見為實者，不可與之言脈理！
凡不求甚解者，不可與之言脈奧！

「我能學得好嗎？」我有些心虛了。

太爺說：「我年紀大了，說不準哪天就走了，這本書你好好看，不認識的字我會教你的！」

看著太爺很鄭重的樣子，我知道這本書的分量有多重了！

太爺接著說，這本書是祖輩留下來的，保存下來不容易，他按照書上的練習過，可惜資質有限，加上還要務農，手上經常起老繭，所以脈法的修煉與老太爺差很多，看看我能否超過老太爺了……。

為了讓我儘快開始學習，太爺將書中內容逐步翻譯成簡體字，我也就有機會學習了。

脈法修煉最關鍵是練習手指的敏感度，書中記載的脈法練習分五步，達三步者，再學習臨床診脈則非常容易。五步概括為：金、革、羽、水、氣。

第一步「金」法：即用食指、中指、無名指貼在金屬表面，做切脈狀，細心體會手指血管搏動的感覺。此為第一步，很容易體會到，此步重點是凝神靜氣地修煉。達到純熟後，切脈容易入靜，縱有百人在身邊吵鬧，都能入靜切脈。

第二步「革」法：即用食指、中指、無名指貼在柔軟的皮革上，做切脈狀，細心體會手指血管搏動的感覺。此為第二步，有些難度，但如果修煉到位後，基本沒有摸不到的脈象。

第三步「羽」法：即用食指、中指、無名指貼在羽毛上，做切脈狀，細心體會手指血管搏動的感覺。此為第三步，難度頗大，能修煉到此，則習脈可入高手境地。

第四步「水」法：即用食指、中指、無名指貼在水面上，做切脈狀，細心體會手指血管搏動的感覺。此為第四步，難度頗大，能修煉到此的人很少，關鍵是手指要保養好，才有成功的可能。

第五步「氣」法：即用食指、中指、無名指自然做切脈狀，感受空氣的波動，細心體會手指血管搏動的感覺。此為第五步，難度很大，能修煉到此則可以以脈查遍一切疾病，甚者可以練成懸絲診脈。

我通過捉泥鰍和放風箏訓練後，手指對一些振動敏感了很多，但與書上記載的相差有多大，一時還不知道。

太爺擔來一碗水，讓我將食指、中指、無名指貼在水面上，做切脈狀，細心體會手指血管搏動的感覺，然後迫不及待地問我：「感覺到了沒有？」

我一時很茫然，沒有任何感覺啊！水又不動，裡面又沒東西，怎麼會有感覺呢？

然後太爺讓我用手指切在桌面上，問有沒有感覺，我說：「也沒有！桌子又沒有動怎麼會有感覺？」

太爺一下想明白了：「你體會手指皮膚下的血管波動感，不是桌子的振動感。」

明白後我再切桌面，很清晰的波動感，我點了點頭。

太爺再讓我切水面，也有明顯的波動感。太爺聽完我的描述後，非常興奮，他已經有很多年沒有這種感覺了。他也想不到放風箏對我的脈法練習有如此大的幫助。

隨後太爺讓我切空氣，在空氣中尋找手指尖的波動，非常微弱的感覺，但的確存在，我稍不留神感覺就消失了，只有靜下來慢慢慢慢體會，才能感受到微弱的搏動。

太爺說：「別急，能有現在的成績，已經非常不錯了，以後手指要保養好，不可以傷了手指，打豬草的活以後別幹了。你今後還要靠手指來診病救人的！」

隨後的日子裡，只要有病人看病，太爺總讓我學著給病人切脈，我切完後他再切，然後給我分析脈象及病人的病情。

「脈也分陰陽，就好比去年我們談論的陰陽，從脈象確定人體臟腑的陰陽盛衰，就能確定病情的本質，才能找到最佳的治療方法。」太爺一邊切脈，一邊講。

「切脈如同看書，看書有目錄，脈象也有總綱，八綱脈必須要掌握！」

「那什麼是八綱脈呢？」

「浮、沉，遲、數，虛、實，滑、澀！」

「浮、數、實、滑為陽，沉、遲、虛、澀為陰對嗎？」我略分了一下類。

「是的！」太爺接著說。

「浮沉是從脈位而論，是居於皮膚表層，還是居於裡層，即臨床上說的輕取還是沉取。切脈時輕輕搭上即可得為浮，重按始得為沉。浮有兩層意思，其一：為風邪傷人，浮為風的特性；其二：為臟腑精氣外現的標誌。浮而有力多為實證，浮而無力、浮而空多為虛證，有時甚至是脫證。」

「沉也有兩層意思，其一：主裡，指外邪進入人體的部位較深、較裡；其二：為臟腑精氣被束縛不得外展的標誌。沉而有力多為實證，沉而無力為虛證——虛證反映臟腑的精氣處於匱乏狀態。」

「遲數是從脈率來討論，脈率快為數，按呼吸來算，一呼一吸為一息，一息四至①為正常，一息五至及以上為數脈；一息三至則為遲脈。數脈主熱，臟腑功能處於亢進狀態；遲脈主寒，臟腑功能處於抑制或衰退狀態。」

「虛實是從脈象有無力道而論，有力為實，無力為虛。」

「滑澀是從脈象的流暢度來論的，流暢太過為滑，流暢不及為澀。滑脈反映體內陰分太過，脈道充盈，經氣外束，出現滑利，可見痰飲、水濕、妊娠。澀為陰分不足，脈道充盈不足，經氣束縛後，血脈流行不暢，見於血虛、血瘀等」。

這些東西當時聽起來非常枯燥，太爺怕我灰心，在遇到病人時，就結合患者的脈象來解

①每次呼吸脈動4次，即一息四至，間或5次。正常人的脈搏次數為60－100次／分。

釋，很快我就明白了八綱脈，畢竟這是綱領性的東西，掌握起來也很容易……。

從吹笛子中鍛鍊手指靈活度

八歲的我開始給病人號脈②了，但許多病人對我的號脈還是心存疑慮的。

有次遇到個高個子病人，寸、關、尺相距太遠，我手指太短。無奈之下，只能乾脆用中指先切寸脈，再切關脈，最後再切尺脈，看起來頗有幾分滑稽。

當著病人的面，太爺沒有指責我；等病人走後，太爺告誡我說：「做什麼事情，首先要擺好姿勢。中醫有『總按』的說法，一個手指只能取其脈，卻不能取其勢，而脈勢對疾病的診斷是很重要的。」

聽得我一頭霧水。太爺接著說：「脈勢是指整體脈象的走勢，是向上躍，還是向下沉，或者向內潛，對診斷疾病來說都是很重要的提示。比如許多中風的病人，發病前其脈都有上躍之勢，左右手出現上躍之勢，則應考慮氣血並走於上，當出現這種情況就要引領氣血下行，防止出現中風。等脈勢平穩後，就要採用育陰潛陽的辦法，培補下焦。」

太爺說了許多，有些我已經不記得，只記得太爺的中心意思是，如果不是三指同時切脈，就難以把握「脈勢」，就不能正確診病。但我的手指太短，完全張開三指後就不夠靈

②俗稱切脈為號脈。

活，怎麼辦呢？這個問題當時可愁壞了我和太爺。

太爺思考了很久，最後決定讓我學習吹笛子，將手指間距拉開，並鍛鍊手指頭的靈活性。

聽說學習吹笛子，我可高興壞了。聽別人吹笛子很好聽，可我卻怎麼也吹不響，即使吹響了，也是曲不成曲，調不成調。

每天放學後，沒有病人的時候，太爺就開始手把手教我吹笛子，剛開始學吹的時候，手指分好了，笛孔也按上了，可一吹曲，手指又沒法放回到笛孔上了，真是讓人頭痛……。練習了很久，我才學會了一首「社會主義好」；但是接下來，就順利很多，慢慢地我的手指變得更靈活了。

直到今天，我給一些高個子的病人切脈時，常常會想起當年太爺教我吹笛的情形。

「做事先做勢，把勢不對，永遠難成正果」。太爺的教誨總在我耳邊回響，也時刻警醒著我。

「病人就診是生命所託，作為醫者，一言一行一舉一動都應有標準，只有姿勢擺正了，才有可能取得病人的信任。一副吊兒郎當的樣子，是沒法讓病人信服的……。」這些話讓我終身受益。

「切脈當知部位之所主」，這是《診脈心法》中的原話，而太爺也對這句話做了最詳細的詮釋。

「左手寸部浮取為小腸，沉取為心臟；關部浮取為膽，沉取為肝臟；尺部為腎陰。右手寸部浮取為大腸，沉取為肺臟；關部浮取為胃，沉取為脾；尺部為腎陽也主膀胱……。」

古人取寸口而測全身。在太爺所教授的脈法中，將寸口分為五部，左右共十部。也就是說切脈就是瞭解這十個點所反映的資訊，經過分析歸納後，得到一個整體資訊，即人體的健康狀況……。

現在回憶太爺所傳授的五個點，比教科書所講的多兩個點，是非常有意義的。一個是寸部向上與大魚際相交處，另一個則是尺部向下半寸左右。一上一下兩點，用於輔助寸關尺來幫助確定脈勢，脈勢確定了，很多病機就明白了。

「切脈當明切之何物」，這是《診脈心法》中的原話。三十年後的今天，我才明白書中講的血脈、經絡與脈象的關係。

許多人認為切脈切的是橈動脈，這是只知其一，不知其二。如果只是認為所切之脈為動脈，則終身被脈象困擾，也會受西方醫學理論影響，對自己切脈之結果毫無信心（是啊，僅一根血管的一段，如何能判定全身疾病）。

心主血脈，眾所知也，血液的運行依靠心之鼓動，心乃血行之原動力。心之鼓動無力，血行自然緩慢；心力亢盛，血行自然順暢，此理淺顯而自然。肺主氣，眾所知也，氣的運行依靠肺之開闔，肺乃氣行之原動力，肺虛開闔無力，氣行自然緩慢；肺之開闔強盛，氣行自然順通。此理雖淺，而識之人不多。寸口為手太陰肺經循行之所（《靈樞·經脈》：……下廉，入寸口；上魚，循魚際……）；橈動脈也正好從此走行，兩者相並而行，互相影響。切脈取寸口，其實切的是肺經與橈動脈合併之處。

《內經》：「一呼一吸，四至為息。」此以呼吸定心之動率。「一呼氣行三寸，一吸氣行三寸，呼吸既定，脈氣行去六寸。以一萬三千五百息算之，共得八百一十丈。以脈數之十六丈二尺折算，應周行身五十度，此晝夜脈行之度數準則也；其始從中焦③注手太陰④，終於足厥陰⑤，厥陰復還注手太陰。」

寸口肺經脈何以決臟腑？這好比西醫聽虛裡而辨心臟之疾病。

肺即為氣之原動力，自然對周身臟腑之疾患有其感應（好比家用電器短路或功率過大，而輸電站有感應一般）。取寸口原因有二：其一，肺經循此處而表淺便於感應；其二，肺經在寸口與脈之相相並而行，影響脈之形態。兩者相和，則切脈者方可依據脈形態之變化而推求臟腑經氣之變化。

這些道理太爺當時並沒有給我講清楚，畢竟他沒有系統學習過中醫理論，也沒有學過西醫理論，但他卻一直認為脈象是血脈和經絡相結合而產生的。時至今日，我臨床多年，才

---

③中焦位於橫膈膜以下，肚臍以上的位置，包括脾、胃。

④太陰是十二經脈之一，即手太陰肺經。

⑤厥陰是十二經脈之一，即足厥陰肝經。

明白太爺的理解是非常正確的！

「脈象之首脈為鬱脈」——這是《診脈心法》中的原話。這也是我多年切脈的深切感受，沒有找到鬱脈，就不知道何臟受病。

「鬱脈乃粗意，與細正好匹；其意定部位，何經何臟立；總按為第一，求的粗與細；分取為第二，細辨屬何疾」——這是《診脈心法》中的原話。

「鬱脈：從意而論，乃不暢之意；從形而論，乃脈形稍粗。此脈單從一粗細而確定，故而臨證容易取得。此粗細，屬相對而言，即左右寸關尺六部相對偏粗的部位。」

「人之所以得病，不外乎外感六淫，內傷七情，飲食勞倦，金蟲所傷。不論傷在何經，傷在何臟，最終都會影響該處經氣的運行，經氣均會受到波動，此波動在寸口反應即有鬱象。」

「有浮鬱、沉鬱；有鬱滑、鬱澀；有鬱數、鬱遲之分。有六脈皆見鬱象，也有單部位出現鬱象。」

「左寸出現鬱脈——心臟出現問題或左側頭部出現問題。」

「右寸出現鬱脈——肺臟出現問題或右側頭部出現問題。」

「左關出現鬱脈——肝膽出現問題。」

「右關出現鬱脈——脾胃出現問題。」

「左尺出現鬱脈——左腎或左側腰腿部出現問題。」

「右尺出現鬱脈——右腎或右側腰腿部、子宮或膀胱出現問題。」
「臨證中左手切病人右手脈；右手切病人左手脈。」
「求得鬱與細，再辨屬何疾！」——這是《診脈心法》中的原話。
「先總按，即同時切寸、關、尺三部脈象，找出鬱脈；沒有鬱脈，則找出細脈（細脈脈形與鬱脈相反，反映臟腑虧虛），很多時候鬱與細同見（各臟腑情況不一，有虧損的，也有邪氣所客的），再分取，即對於總按發現有問題的部位，分別單獨切診，確定所患疾病性質。」
「切脈如撫琴」——這是《診脈心法》中的原話。
「這裡面的意思只有切脈嫻熟時才能體會到。」
我臨床運用多年後理解為：切脈如撫琴，張弛兩相宜；過度緊張，切至毫髮，資訊干擾，難求其本；過於鬆弛，難以聚神，指下茫然。切脈如撫琴，如言詩，悠悠然其意可捕，恍惚間病機已明。有時將自己脈率調與病人同步，脈率雖未同，其氣已同，於是病之所苦，自可感受。好比撫琴時，其心已與音樂相通。
「寧失其脈，勿失其勢」——這是《診脈心法》中的原話。
「取穴有寧失其穴，勿失其經；切脈有寧失其脈，勿失其勢。切脈時，對脈相整體把握很重要。脈有上越之勢，有下沉之勢；有外脫之勢，有內陷之勢；有氣鬱中焦之勢，也有氣分兩頭之勢等，不要為了個別細小的脈象，而放棄了對整體脈勢的把握！」

每當太爺結合病人談起《診脈心法》中的內容時總是如癡如醉，讓我感覺到在脈學的研究上，他雖然沒有超過前輩，但他對脈學的領悟可能已超過前輩。時至今日，我仍然沒法體會到切脈如撫琴境界，也許是城市的喧鬧讓浮躁的心無法平靜下來。每次夢中夢到太爺給我講脈法，我總是深感慚愧，而太爺總是激勵著我，給我不斷前進的動力和勇氣……。

中醫看病講究四診（指望、聞、問、切）合參，切診雖然重要，但並不能完全代替其他三診。病人找太爺看病往往一句話都不說，就伸手讓太爺切脈。其實在切診的同時，望診也隨之進行，有些病一望就可以分辨，太爺用了近一年的時間訓練我的切診，在切診中發現有些問題需要望診進行補充，才能進一步確定患者的陰陽表裡寒熱虛實。太爺也發現了這些問題，於是在隨後的日子，太爺便開始教我學習望診……。

第四章

有的醫生偏於望臉色，而有的則偏於望眼，有的直接望掌紋。不論哪一種，只要你深入進去，系統化，都可以做到望而知之，不必過於貪多而泛……

太爺教我學望診

望診首先望神，是得神、失神，還是假神？

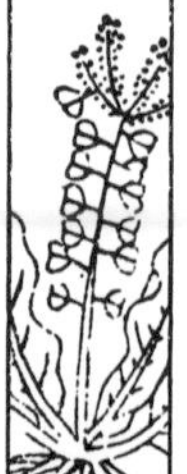

「望而知之謂之神，切而知之謂之巧，問而知之謂之工……。」

「這句話是說高明的中醫，只要看上病人一眼，就知道病人的大體病情，就能說出病人的宿疾之所在；通過切脈來診病，只是一種技巧；一般的醫生，只能通過反覆的詢問來瞭解病人的病情。」太爺悠然地抽著旱菸，一邊吐著煙圈，一邊對著我講述。

「比如今天下午來的張老爺子，你看他臉色發黑，走路用手扶著腰，一臉的病容，就知道他有腰痛病了，而且得病不止三年了。」

「太爺，從他走路的樣子，看出他腰痛很容易，可怎麼知道他得了三年以上的病呢？」

「在咱們農村，腰痛的病人很多。多見於勞傷，也就是勞累中腰部損傷，瘀血停在腰部，久而久之，面色黧黑，沒有光澤。當然還有其他的情況引起的腰痛。張老爺子以燒炭為生，腰部容易出現勞損。加上風裡來，雨裡去，所以腰部既有瘀血又有寒濕，病程長啊！」

「這病不太好治吧！」

「下午太爺給他拔火罐，拔出許多黑色的瘀血，現在他應該好很多了。這病不拔不行啊！拔完後吃上幾天肉桂粉、三七粉，散散寒、活活血就好得差不多了。」

「你要記住，望診首先望神，就是看病人是得神還是失神。得神的患者雙目明亮靈活，神智清楚，反應靈敏；而失神的患者雙目晦暗無光，精神委靡，反應遲鈍。得神好治，失神難治啊！」

「那李太爺去年去世時還滿面紅光，反應也靈活，為啥當天下午就死了呢？」我有些疑惑地問道。

「那是假神，也就是回光返照。患者原本無神，突然出現有神的表現，是臟腑精氣極度衰竭，陰不斂陽，虛陽外越，陰陽即將離決所致。這是危重病人將死的徵兆。」太爺說。

「望診其次是望舌，主要是看病人舌體的大小、肥瘦、顏色以及舌苔的厚薄、顏色……。舌體胖大，顯示體內濕邪過重；舌體瘦小而薄，提示體內陰分不足；舌質紫暗，體內多有瘀血；舌質淡白，氣血多虧虛；舌兩側有齒痕，多見於肝氣鬱結；舌苔白為寒，黃為熱，膩為痰，滑為飲……。」太爺一邊抽菸，一邊有條不紊地講。

「望診除了望神、望舌，還要望臉色、望形體、望五官、望皮膚等，這些東西在我給你的《望診技巧》上都有詳細的講解，你要銘記在心上才行。」

「臨證時要結合脈象，多運用，多練習，這樣才能將所學的知識，活學活用，而且當你將望診運用習慣後，你自己會不斷總結和完善，形成自己的望診思路和體系。」

「有的醫生偏於望臉色，而有的則偏於望眼，有的直接望掌紋。不論哪一種，只要你深入進去，系統化，都可以做到望而知之，不必過於貪多而泛，否則……。」太爺的話被一陣劇烈的咳嗽打斷了。

自打開年來，太爺的身體一日不如一日了，常常說幾句話就咳得喘不過來，看病人的時間少了許多，他總是自嘲說自己老了，要被閻王爺請去喝酒了。但不管精神再怎麼不濟，太爺仍然每天抽空給我講些醫學道理。

看著太爺日漸消瘦的臉，我真希望自己快快長大，儘早掌握太爺所教給自己的東西，能讓太爺恢復健康。

一門深入，便能望而知之

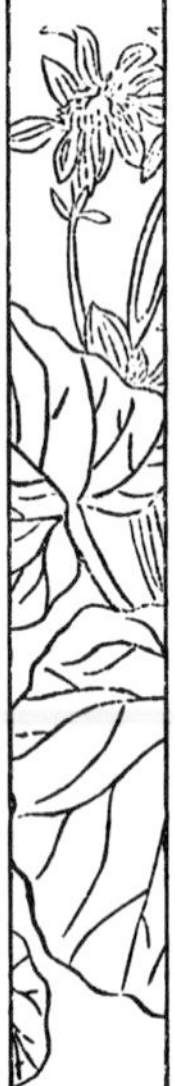

有很多的醫學道理，太爺總是不厭其煩地反覆強調。當初的我並不明白為什麼太爺有時候那麼囉嗦，但時至今日，再想起太爺所強調的東西，才知道太爺是有道理的。

比如望診，雖然在大學課程中關於望診的內容並不多，但在圖書館看到許多關於望診的書，往往厚厚的一本，極盡詳細。想想太爺所說過的，醫家各有偏重，不論哪一種，只要你深入進去，系統化，都可以做到望而知之；而作為醫者，我們更重要的是學人之所長，豐富自己，成就自己的體系，不要為了望診而學習望診。治病救人才是目的，不可偏離本意！

太爺喝了一口涼茶，緩了一緩接著說：「東娃子，在望診中，前輩總結過一些特殊的情況，我慢慢講給你聽，你可要記住，在以後看病的時候對照著使用。」

第一：小兒鼻根處出現青筋顯露，表現腸道有病，而青筋顏色隨病情程度加重而加深。

第二：成人臉頰部出現暗紅色，發紫，多有心臟疾患。

第三：指甲出現如瓦楞狀條紋，反映肝臟供血不足。

第四……。

太爺一口氣講了二三十個，我一邊聽，一邊記在自己的小本子上，雖然有許多字不會寫，但我都用拼音標注了。

太爺又是一陣劇烈的咳嗽，我抬起頭來看著太爺清瘦的臉，兩頰暗紅色，發紫，我心中一驚，難道太爺心臟有病？這該怎麼辦？

正當我走神時，太爺突然咳聲頓止，雙目緊閉，臉色青紫，隨後太爺身體一傾，倒在我身上。我非常害怕，馬上抓著太爺的手腕切脈：脈細弱，夾有滑數之象。

我一邊大聲喊母親，一邊飛快地思考……。

「滑數為痰為熱，脈細弱為氣虛。」

太爺常年抽菸，是不是一口熱痰卡在喉間，咽之不下，吐之無力？如何是好？

黃痰屬陽，當以陰藥治療！可哪來得及弄藥！

這時，母親正好趕過來，她在井邊洗衣服，聽到我的叫聲後立即趕過來了。

看到母親手上的水，我立即想到，借井水之寒涼來稀釋熱痰之黏稠，也符合以陰治陽的道理！

於是我讓母親馬上去取碗井水來！

水放在太爺嘴邊，太爺吸了一小口，接著是一大口，再接著是長舒一口氣！

過了一會，太爺吐了將近半碗黏痰……。

太爺醒來後，看著我說：「我老了，身體不行了，連一口黏痰都吐不出來了！」神情極度沮喪。

我說：「太爺，你不老，你才九十五歲，你說過要活一百歲的！」

母親看了看太爺，對我說：「這些年太爺教你學醫，身體累壞了！」

在此後的幾個月裡，我自己邊看邊背《望診技巧》上的內容，沒有再纏著太爺講解了。

有一天，二嬸突然來找我，說吃了幾天辣椒，眼睛出血了！

我抬頭一看，見二嬸左眼白睛部分紅紅的，成兔子眼了！我想起《望診技巧》上說：「雙目肝開竅，白睛肺為先。」二嬸的病當從清肝肺熱邪來治療，此病屬陽，當用屬陰之寒涼藥，我一邊思索，一邊回頭看藥櫃。

黃芩、黃柏、苦參……。桑葉！對，就用桑葉！

記得很早前太爺就給我講過，桑葉能清肝肺之火，還有止血作用……。

於是我給二嬸抓了兩把桑葉讓她泡茶喝。二嬸卻伸手讓我切脈，我笑說：「望而知之謂之神！放心喝吧！」

第二天，看到二嬸時，出血基本上消了。二嬸高興地說：「沒有想到東娃子還真有兩下子，早些年也出現過，當時喝了一個星期的中藥才好。這次兩把桑葉就好了！」

太爺聽到這件事情後，一直誇我，說我學醫有悟性。可只有我自己知道，《望診技巧》上的東西，我連一半都沒想通。中醫太深奧了。我只知道太爺傳給我的是很好的東西，而我卻不會利用它！

二十多年後的今天，當我再次翻開《望診技巧》時，心中感慨萬千。太爺沒有通過系統學習，卻能通過大自然的規律，領悟出那麼多醫學道理。而現在的我，手裡捧著《黃帝內經》，卻有太多不明白的地方！

太爺啊！要是時光能倒流，我們祖孫倆再在一起談論望診該多好啊！

時至今日，每當我運用桑葉治療急性結膜下出血時，就會想起我的太爺，和他教我望診時的情形……。

第五章

太爺教我學五行

我一直以為只有背會了《藥性賦》才能知道藥物的功效，沒想到只要看看藥物的顏色就知道能夠治療什麼疾病了，這種分類方法還真有意思。

十二歲，我小學畢業了。

當我拿著薄薄的畢業證書給太爺看時，太爺笑著說：「東娃子不錯！等上完初中就考衛校①，要好好深造！」在太爺的思維中，一個農村娃能夠上衛校，系統學習醫學知識就不錯了。但這番話說完還沒有十天，太爺就改變了主意，讓我不要考衛校，要立志考省裡最有名的中醫學院——省中醫學院！

事情是這樣的。村裡劉家的孫子劉斌才十歲，出現右下腹疼痛三天，家裡大人看孩子疼得不厲害就沒有理會，後來病情加重才找到太爺。太爺切完脈，摸摸劉斌的頭，用手輕輕

①衛校是衛生學校的簡稱，專門培養護理人員的專科學校。

按他的右下腹，嘆了口氣說：「娃子的腸子爛了一小截。」開了副中藥——大黃牡丹湯加紅藤。劉斌服藥後拉了幾次稀便，燒退了。可沒過幾個小時又開始發燒，太爺讓儘快送到鎮醫院。鎮醫院醫生大多是縣衛校畢業的，看看病人，擔心是闌尾炎化膿穿孔了，讓立即送到縣醫院做手術。一周後，劉斌回到了村裡。縣醫院給做了個小手術，把闌尾切了，病也就好了……。

這件事情給太爺很大的打擊，中醫治療疾病還是有很多局限性的。衛校的學生學的主要是西醫，而且學得比較淺，中醫學得很少，要想讓家傳中醫有所發展，就必須要到更好的學校深造。於是太爺很鄭重地告訴我，必須要考上大學，考上省中醫學院……。

在那個年代，考大學是很不容易的事情，村裡就沒有出過一個大學生！我擔心自己考不上。太爺說：「事在人為！初中三年，高中三年，六年後必須要上大學。雖然我傳給你一些醫學知識，但畢竟是非常有限的。中醫博大精深，只有到更好的學校深造，才能有所作為。」為了不讓太爺失望，我開始立志考大學，不僅為我自己，更為太爺！為我們從沒出過大學生的小山村！

陰陽之外，還有五行？

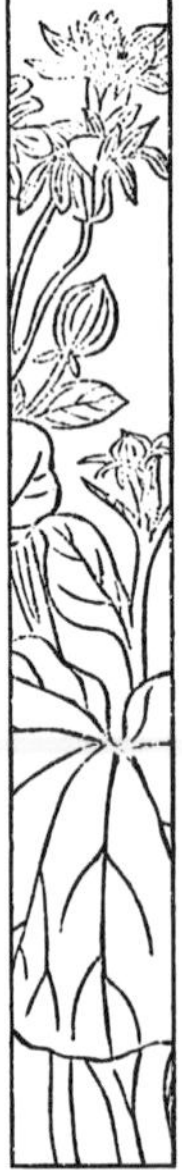

進入初中後必須要住宿，每周只有周六周日兩天在家。每次回家，太爺總希望我能和他

在一起多待會，而他依然將他對中醫的理解傳授給我。

「世界上事物成千上萬，事物之間除了陰陽屬性畫分外，還有一種畫分方式，就是五行。」太爺講道。

「五行不就是木、火、土、金、水嗎！我不學看風水的！」我不相信風水，老師曾經說過那是迷信。

「狗怕老虎，老鼠怕貓是迷信嗎？」太爺問。

「那當然不是迷信！」

「老鼠為什麼怕貓？」

我搖搖頭。

「世間的事物都存在相生和相克，正所謂『一物降一物』，貓克老鼠，所以老鼠就怕貓。」

「這和看病有什麼關係呢？」我問道。

「人的五臟也存在相生和相克的關係！」太爺悠悠地說。

「它們是如何相生相克的呢？」太爺一提到五臟，我興趣就來了。

「要搞清楚人體五臟的相生相克，就得學習五行！」太爺肯定地說。

「五行是將世界上的事物按照五種不同的類型進行畫分，就好比用陰陽來畫分事物一樣，只是畫分的方法不一樣。掌握了五行的畫分方式，就瞭解了金、木、水、火、土五種類型物質的各自屬性，對事物就有更加清晰的認識。」

太爺接著說：「比如白色屬金，肺也屬金，很多白色的藥物就能治療肺病，如百合、白果、川貝母等；紅色屬火，心臟也屬火，一些紅色的藥物就能治療心臟疾病，如丹參、紅花、山楂、大棗等；黑色屬水，腎也屬水，所以一些黑色的藥物能夠補腎，如黑豆、黑芝麻、桑葚子等；黃色屬土，脾胃屬土，很多黃色的藥物能夠治療脾胃的疾病，如灶心土、炒白朮、黃豆等；而青色屬木，肝也屬木，色青的藥物能夠治療肝病……。」

我第一次聽太爺這樣分析藥性和疾病的治療，太有意思了。我一直以為只有背會了《藥性賦》才能知道藥物的功效，沒想到只要看看藥物的顏色就知道能夠治療什麼疾病了，這種分類方法還真有意思。

太爺接著說：「除了將顏色分五行，味道也可以分為五行，酸味屬木，苦味屬火，甜味屬土，辛味屬金，鹹味屬水。比如白芍味酸能柔肝，黃連味苦清心火，甘草味甜補脾胃，細辛味辛散肺寒，牡蠣味鹹養腎水……。」

人體五臟關係，就是五行變化而已

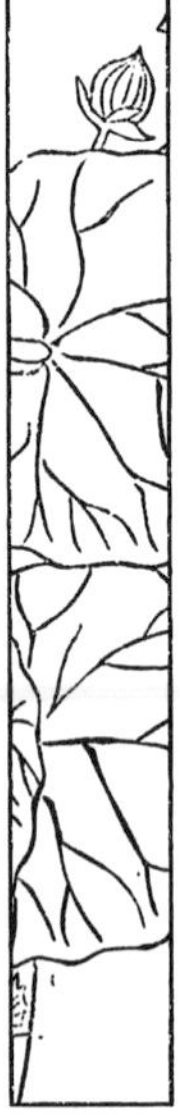

「五行相生相克，相互制約，才構成了完美的大千世界。古人通過觀察大自然的規律，發現給樹澆水，它會長高，於是歸納為水能生木；木頭燃燒可以產生火焰，於是歸納為木生火；火焰產生完後，化為灰燼，變成土，於是歸納為火能生土；土壤通過冶煉，能夠變

成金屬，於是歸納為土生金；金屬在高溫下能變成液體，如同水一樣，於是歸納為金生水……。」

「這種看似普通的物質變化，古人通過天人相應，將其運用到人體的五臟生克變化中。」

「比如人體如果肺氣不足，肺屬金，土能生金，脾胃屬土，通過健脾胃就可以達到補肺氣的作用，這就是通常說的『培土生金法』。」

「再比如長期腎虧的病人，治療時通過調補肺臟，就能起到很好的治療效果，這就是金生水在人體的運用。」

「那麼肝病治腎，心病治肝，胃病治心，都是利用五行相生道理了嗎？」我接著太爺的話說。

「是的，除了相生還有相克。分別為木克土、土克水、水克火、火克金、金克木。」太爺繼續說。

「臨床上肝病的患者，經常會出現脾胃功能不好，就是肝木克脾土所致，所以遇見肝病的患者，首先別忘了照顧好脾胃。」

「腰部濕邪過重的患者，利尿不能解決問題，土能克水，而脾胃屬土，通過健脾胃就可以治療腰部寒濕過重。」

「哦！我終於明白了你為什麼用白朮、茯苓、乾薑治療腰痛了。當時我還納悶，沒有用一味止痛藥，卻能達到止痛的作用，原來是針對腰部水濕採用了土克水的辦法，土的功能恢復了，水濕自然就除掉了！」我感歎道。

「那我在學校經常腳流汗，回家後光著腳丫子踩在地上，腳就不出汗了，這也是土克水？」

太爺被我問得哭笑不得，不過他想了想，還是認為我說的對。也許，光腳丫子踩在土地上還真能治療汗腳！

太爺的身體很虛弱，看到我對五行有些領悟，就給了本書讓我自己看，他沒有再繼續講五行了。只是對我說，平時多想想天，想想地、想想身邊的萬事萬物，再想想五行、五臟，取象於天地，類比於五臟，這樣很多疑難問題都可以解決。

這些話當時聽起來有些玄，我甚至還以為太爺病了在說胡話。現在想起來，這些話便是太爺思想的濃縮，他是多麼希望能給我詳細地闡述啊！而力不從心的暮年，只能用最簡短的話將胸中的千言萬語描述出來！

第六章

太爺帶我上臨床

遇到病症，首先想到的不應該是藥、是方，而應該是理。這個理，就是疾病產生的機理。疾病是如何形成的，一定要徹底想清楚，不要淺嘗輒止，要尋根求源！

太爺原本計畫讓我學完了中藥、四診、陰陽五行，讀過一些理論方面的書籍後，再帶我系統地上臨床。但太爺已經是九十多歲的人了，身體每況愈下，他總擔心沒有機會帶我學習臨床知識了。所以在小學畢業的那年暑假及初一上學期，只要我不在學校，太爺就不准我出門玩，要求我陪他在家看病人。凡是有病人上門來看病，他總是讓我先看，借助每一個病人給我講解常見病的治法。

治病，從哪裡入手呢？

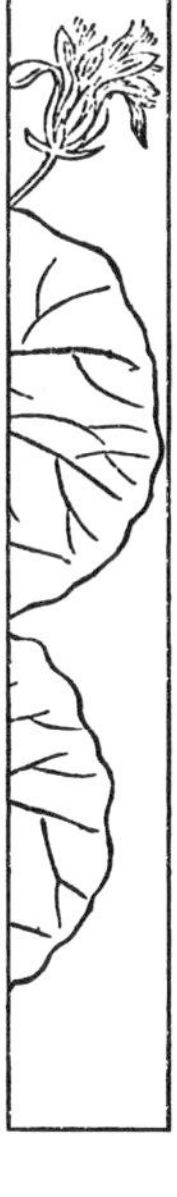

「理、法、方、藥，理為第一，遇到病症，首先想到的不應該是藥、是方，而應該是理。這個理，就是疾病產生的機理。疾病是如何形成的，一定要徹底想清楚，不要淺嘗輒止，要尋根求源！這一點說起來容易，做起來很難。從現在開始，你就要養成習慣。看每一個病人，如果沒有將疾病的形成病因、發展過程、目前狀況、發展趨勢想透，你就不要放棄對這個病的思考……。」這是太爺正式帶我上臨床前說的一番話。

這些年來，為了實現當年對太爺的承諾，我一直在苦苦思索，一直在探索疾病的本源。太爺說得一點也不錯，只有想通了疾病發生、發展過程，才能清楚地知道當前是什麼狀況，應該採用什麼方法，應用什麼方藥治療。這樣治療才能立竿見影。

小學畢業後那個暑假有兩個月的假期，太爺帶我看了不少病人。有個同學，十一歲頭髮就花白了，家長很擔心，找到太爺，太爺讓我給他切脈。我切完脈發現六脈平和，只是雙尺細弱了些。太爺問我從哪裡入手，我說：「雙尺脈細弱，應該是腎精不足，通過補養腎精來治療。」

太爺繼續問說：「為什麼腎精不足，頭髮變白？」

我一時答不上來了，太爺看著我的窘態，說：「腎藏精，其華在髮，《望診技巧》上面不是寫得很清楚嗎？」

「哦，這句話我記得，但我沒有理解透！」我有些不好意思：「我還以為長頭髮靠腎，沒有想到頭髮變白是腎精不足引起的？」

「其華在髮，這裡的華是光采的意思，是指腎臟的光采通過頭髮表現出來；頭髮變白了，沒有光澤了，就反映腎精不足了。」

太爺給病人開了兩斤製首烏，讓病人用石磨碾成細粉，每天吃幾勺。幾個月後，再次遇到這個同學時，他的頭髮已經變得烏黑發亮了。

看完這個病人後，沒過幾天，又遇到個頭髮變白的阿姨，三十多歲的樣子，臉色稍黃，身體較瘦，頭髮乾枯、灰白，稀稀拉拉的。太爺讓我切脈，分析病情。我切脈後發現六脈細弱，按照《診脈心法》上的分析，應該是氣血虧虛，但是氣血虧虛與白頭髮有什麼關係呢？我有些搞不明白，想起來前幾天看過的病人，我說患者氣血虧虛，腎精不足。

太爺追問說：「氣血虧虛為什麼會白頭髮？」

「白頭髮是腎精不足引起的，與氣血虧虛無關。」我不在意地答道。

「屁話！『髮為血之餘』，這句話又忘了？」太爺責備道。

太爺的責備使我想起了《望診技巧》中的確有「髮為血之餘」這句話，當時我就搞不明白，也沒有在意。

「頭髮的滋養靠的是氣血，氣血不足，頭髮得不到滋養，就好比人天天餓肚子，它能不白嗎？」

「讀書要讀活，不能讀死了。書中的知識只有融匯在一起才能靈活運用，死背書，不會用，記了也白記……。」太爺一邊說一邊嗆咳，咳出幾口濃痰之後，他給病人開了八珍湯加減的處方。

等病人走之後，太爺意識到他的語氣過重了些，就站了起來，走到禾場①邊語重心長地說：「東娃子！太爺老了！說不定哪天就走了，你要更努力一些，太爺著急啊！你要一邊看病人，一邊想想書中講的東西，想不明白就問我，一定要把書裡的內容學活了！」

太爺指著禾場邊那棵高大的梧桐樹對我說：「學中醫就像看這棵樹一樣，站得太近，你只能看到樹的一部分，有時候要退幾步，從整體上看這棵樹，你腦子裡才能有這棵樹的樣子。學中醫，不能只惦記著陰陽、四診，惦記著開藥，要將所學的東西拼在一起，有一個整體的框架，這樣學起來才能越學越簡單，看病效果才會越來越好……。」太爺又是一陣咳嗽。

太爺的一番話既是安慰我，也是鼓勵我，同時也是教我如何成為一個真正的中醫。可惜當時我還小，我沒有辦法完全理解這番話的深意，但這番話卻深深地印在了我的腦海中。

幾十年後的今天，當有人問我如何學中醫時，我也會告訴他們學中醫必須要有一個框架，就好像看一棵樹一樣，有根、有幹、有枝、有葉……。

崴腳的特效藥：梔子粉

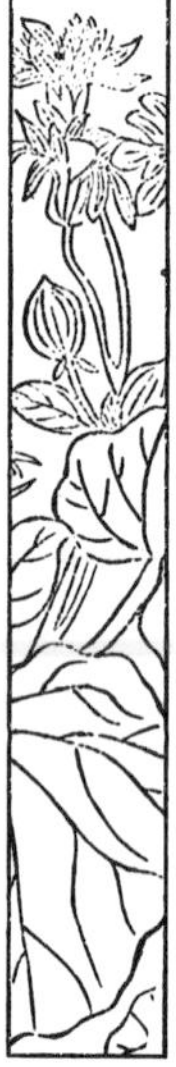

①指處理稻穀等作物的地方。

村裡有個獵戶，上山打獵時崴②了腳，幾天沒好，沒法上山打獵，於是來找太爺。

太爺問他：「崴腳後你是咋③處理的？」

獵戶說：「當天回家，就用熱酒揉了大半個小時，痛是好些了，但是晚上就腫得更厲害了！」

太爺說：「崴腳把小血管拉斷了，先得止血，用涼東西外敷就可以，等血止住了，病情就不會加重。一對時以後，再用熱毛巾外敷，或者用熱酒揉，這樣才會好得快。你崴腳後，馬上用熱酒揉，只會加重病情啊！」

「那現在咋辦呢？」

「你看現在腫得這麼厲害，先得扎針，拔火罐，把瘀血拔出來，然後再外用藥……。」

「那不得好幾天啊？我趕著上山取套子呢！」

「不用很久，兩天就好了！」

太爺給病人扎了針，拔了火罐，拔出很多黑色的瘀血。然後用梔子粉加蛋清調勻後外敷，並且包上白布。同時交代病人，第二天不用拆開，直接在布上灑上醋，將藥浸透，差不多第三天就好了。

病人走後，我問太爺：「病人腳部有瘀血，給病人包腳應該用活血化瘀的藥才是啊！梔子清三焦火，是下火的藥，這樣外用有效嗎？」

---

②ㄨㄞˇ，腳扭傷。

③ㄗㄚˇ，怎麼。

太爺笑著說：「用活血化瘀的藥也有效，但恢復比較慢。用梔子的目的是引血歸經，也就是將血管裡流出的血再引回到血管中，這樣才好得快。蛋清有很強的收斂作用。兩者相配合，很快就能消腫，比活血化瘀藥強多了。」

聽完太爺的話，我一時想不明白，那些烏黑的血能再回到血管中嗎？就算能回去，不會有毒嗎？

既然太爺這樣講，一定有他的道理，我就沒有再追問了。

現在，我仍然用太爺當年的方法來治療腳扭傷，這種方法治療腳扭傷的確見效快，藥材也便宜。而太爺所說的梔子引血歸經，其實是指梔子能夠促進血腫吸收，這點在現代醫學研究中已經被證實……。

用對藥，好比神槍手，指哪打哪！

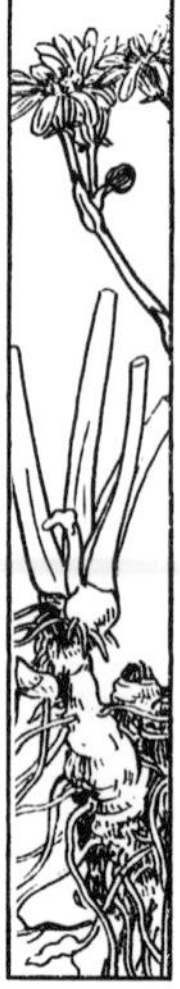

跟著太爺上臨床是幸福的，他總能引導我分析病機，促使我養成治病必求於本的習慣！

住在縣裡的三表叔添了個兒子。小孩子快滿月的時候，也不知咋了，每晚都哭鬧不停，搞得一家人都睡不成覺，到醫院看過，就是不見好。後來聽人說是孩子中了邪，還找人來驅邪，但也沒有用，把三表叔一家人折騰得夠嗆。實在沒辦法，三表叔把娃子抱過來找太爺看。太爺看了看小傢伙的指紋，我也看了看，紅紫色；然後看了看舌頭，舌尖紅紅的。

太爺問我：「小傢伙為啥③鬧夜？」

我想起《望診技巧》上說過小兒指紋「青為寒，紫為熱」，「舌尖紅為心火過重」。

於是我回答太爺：「小傢伙心火過重！」

「心火重為啥不睡覺？」太爺問我。

我搖了搖頭。

「心藏神！心就好比神的房子，房子著火了，神能待得住嗎？」太爺悠悠地說。

太爺給三表叔弄了幾根燈心草，讓他用開水泡後加點白糖，放在奶瓶裡餵給小孩子喝，小傢伙當晚就不鬧了。

太爺治病用藥味數都很少，他常說，疾病的本質搞清楚了，用藥就簡單了，就靈效了，「藥物對症一碗湯，藥不對症論船裝啊」。

三表叔的小孩鬧夜治好後，沒過幾天，村頭周叔家的娃子不吃飯，也過來找太爺。小傢伙才一歲半，幾天前還好好的，這兩天就是不吃東西，還很煩躁。周叔以為小傢伙也是心火過重，他讓太爺給點燈心草泡水喝。太爺看了看小傢伙的指紋，紅紫色；再看舌苔時，發現小傢伙的下唇內有幾個白點。

太爺指著白點告訴我說：「這是口瘡。」

一聽是瘡，周叔緊張地問：「嚴重不？」

④ㄕㄚˋ，怎麼。

太爺說：「小病！不會死人的，就是嘴裡的皮破了。小傢伙怕痛，不肯吃飯。弄點藥，幾天就好了。」

太爺弄了點吳茱萸細粉，用醋和成兩個小餅子，貼在小傢伙前腳掌心處，然後布包裹起來，並叮囑周叔第二天再取下來。

「用一次就可以了嗎？」周叔不放心地問道。

「小傢伙病情不重，一次就行了。」太爺肯定地說。

周叔走後，太爺問我：「下嘴唇內長瘡如何分析？」

我說：「上嘴唇屬陽，下嘴唇屬陰；上嘴唇屬胃，下嘴唇屬脾。這個瘡應該是脾火。但用吳茱萸貼腳心，我不明白。」

太爺點點頭：「嗯！你分析得不錯，這個瘡是脾火。我用吳茱萸貼湧泉穴，就是引火下行啊。」

太爺的話讓我吃驚不小：「引火下行？難道人體內的火想讓它上就上，想讓它下就下嗎？」

太爺笑了笑：「一個高明的醫生，用藥可以引領體內的氣血運行，這個火是可以想讓它上就上，想讓它下就下的……。」

「以前，您給我講陰陽之間相互吸引時，講到過中風。講到中風發作前是陽氣上升太過，氣血上升太過，用這吳茱萸粉貼湧泉穴可以嗎？」

太爺一下子雙眼發亮，「對！對！對！當然可以，學中醫要融會貫通，就是要這樣考慮問題！」太爺用手摸了摸我的頭。

「除了吳茱萸能夠引火下行，還有其他的藥嗎？」我問道。

「還有！」太爺肯定地說。「比如我們吃的大蒜頭貼湧泉穴，也可以引火下行，不過大蒜對皮膚有刺激，時間把握不好會起水泡，小孩子皮膚很薄，不適合用大蒜，成人用是可以的……。」

「桔梗、蔓荊子可以引藥上行，牛膝、旋覆花、赭石可以引藥下行，葛根可以引藥到達頸部，槁本可以引藥到達頭頂，桂枝可以引藥到達左膀子，桑枝可以引藥到達右膀子，防風、薑黄可以引藥到達背部，杜仲可以引藥到達腰部，小茴香可以引藥到達少腹部，雞血藤可以引藥到達膝蓋……。」太爺給我講了很多。

「藥用好了，就好比神槍手，能夠指哪打哪啊！哪裡有病，就可以讓藥物跑到哪裡！」

「很多病人經常咽喉腫痛，長期上火，但下肢有發涼，這就是上熱下寒，這種病人不是吃下火藥能治好的。用藥只要引下面的寒向上行，引上面的火向下行，這樣寒熱對流，人體就不存在又上火、又怕冷了……。」太爺繼續深入地講解。

「那為什麼人體自身不能進行寒熱對流呢？需要藥物來幫助？」我詫異地問道。

「沒生病的人是可以寒熱對流的，但生病了，對流就沒法進行了！」太爺感慨道。

就這樣舉一反三，太爺在遇到每一個病人時，盡可能多講些相關知識，讓我有更多的機會瞭解疾病，認清疾病的本質，熟悉藥物特性。

表弟振軍頭上長了個瘡，開始只是個小包，抓破後流黃水，流到哪裡，哪裡長瘡，很快就長了一頭，看起來像個「癩痢頭」，誰看了誰嫌。振軍哭著來找太爺。

太爺看後說：「這是黃水瘡。」

我說：「黃水瘡和口瘡都是瘡，有區別嗎？」

「有的！口瘡是虛火上炎，黃水瘡是濕熱過重。」

「那黃水瘡好治嗎？」

「很簡單，用吳茱萸粉加豬油調成膏狀外抹，幾天就好了。」

經太爺一治，振軍的黃水瘡果然不到一個星期就好了。

我卻有些疑惑。「同樣是瘡，同樣是用吳茱萸粉，同樣有效，但病機卻完全不同，是為什麼呢？」

太爺看到我能夠深入去想，非常高興，他耐心地給我講解：「吳茱萸治口瘡是引火下行，治療黃水瘡則是燥濕解毒啊！每味藥都有一些偏性，我們只有熟練地掌握了這些偏性，治病才能夠取得很好的療效……。」太爺還沒說完，就開始咳嗽。

夏天天氣炎熱，小表弟一個人跑到河灘上撿石子玩，自個兒玩了一下午。晚上回家時，突然發現小雞雞腫得像個小氣球，透明發亮，不癢也不痛。表弟急得直哭，把二叔也嚇得不輕，這病要是治不好就壞事了。

二叔領著表弟連夜來找太爺，太爺看了看，對我說：「這是沏⑤了！」

我問：「什麼是沏了？」

太爺說，「這是他坐在熱燙的濕地上，地上的水氣沏了形成的！」

「有辦法治療嗎？」二叔急切地問道。

「用蟬蛻一兩，煎水後外洗，今晚洗上一刻鐘，明天就好了！」

第二天碰到表弟，我笑著說：「來，脫下褲子讓我看看好了沒有？」

小表弟很聽話地脫下褲子，我看了看，果然消腫了！真神啊，我由衷地佩服太爺！

放血，是洩氣也是泄熱

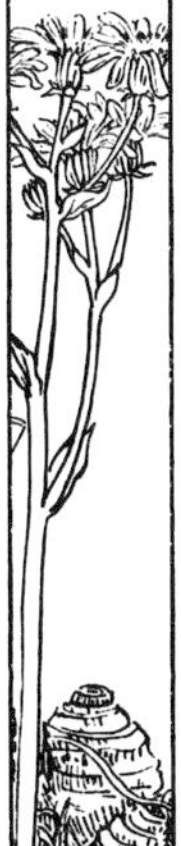

太爺的身體越來越差，每天都能聽到他無力的咳嗽聲和吐痰聲。他自己有時也吃吃藥，但年紀大了，身體衰老了。他說，再好的藥也不能讓人體的臟腑變得年輕啊！

家裡人都勸他不要再給病人看病了，每天多休息，別費心神了，好好地安享晚年，可年邁的太爺總是放心不下。放心不下他苦心傳給我的醫術我沒能領會，放心不下沒有他的引領，我會在醫學的道路上迷失方向。

夏天，天氣熱，沒有病人的時候，我總陪在太爺身邊，坐在禾場邊的大樹下乘涼，一邊

⑤ㄑㄧ，用開水沖、泡。

給他打扇，一邊聽他講醫學道理，有時候他講著講著就睡著了。看著一邊睡覺，一邊不時還說幾句中醫理論的太爺，我的心沉甸甸地。為了將我領上醫學的道路，太爺操碎了心……。

有一天，村裡的一位老人在吃飯的時候，筷子突然掉在地上，接著人也從椅子上滑到地上，手腳沒法動彈，嘴蠕動著說不出話來。家裡人急忙過來叫太爺。

太爺在大夥兒的攙扶下來到病人家中，給病人切了脈，告訴大夥，患者中風了。我也上前切了切脈，脈象和太爺講的中風脈象一樣。

太爺讓家屬不要搬動病人，他拿出平時放血用的針，在病人的十個指尖、兩個耳垂及舌尖各扎了一針，然後分別擠了些血出來，隨後用吳茱萸粉醋調後貼在患者湧泉穴。半小時後，病人睜開了雙眼，可以說話了，太爺才讓人將病人抬到床上。隨後開了些引血下行的中藥，讓病人內服。

三天後，病人可以下床了，但右手右腳不太利索。太爺接著用了一些補養肝腎、益氣活血的藥，治了一個月，病人就恢復了。

在這個病人的治療過程中，我又一次見識到了太爺的神奇，準確地說是中醫的神奇。

我問太爺：「為什麼要扎針放血？並且不能搬運病人？」

太爺說：「當氣血都向上湧，血管快要破了，或剛破的時候，搬運病人只會加重病情，用藥引血下行也來不及。扎針放血來得快，放血的同時也是洩氣、泄熱。上面鬱積的陽氣給泄了，血管的壓力就小了，病情就控制住了。再用引血下行的藥物，病情很快就會好轉。等到氣血下行了，人體陰陽平衡了，就要考慮培補下面的陰分，鞏固已經取得的成績，防止氣血再次上竄……。」太爺很費力地講完這個過程，接著就是咳嗽。

看著年邁體衰的太爺，我常常暗下決心，一定要好好學習中醫，將太爺的醫術傳承下去，並且發揚光大。

養陰就可以治療便祕？

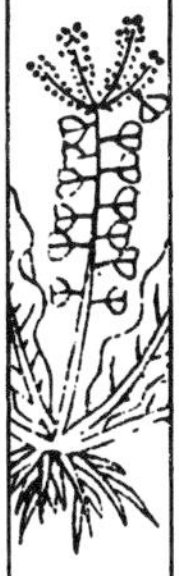

很多時候，我也有一些疑惑，想問太爺，但看著體衰的太爺，我又開不了口。太爺好像看出了我的心思，他總是說：「你有什麼疑問，就儘管問，我知道的就一定給你講明白！」

中醫有些道理本身就很複雜，要想向只有十二歲的我講明道理，太爺總是要花很多心思。有一天，一個便祕的老人找到太爺，說長期大便乾結，經常上火，一周難得解一次大便。太爺號完脈，開完方，叮囑病人，連用一周，以後每個星期再喝兩天，病慢慢就好了！

然後問我：「處方看得明白不？」

我看處方上寫著：玄參三〇克，麥冬二十五克，生地黃二〇克，火麻仁二〇克，木香十五克。

我說：「這個方子用了很多滋陰的藥，是不是養陰就可以治療便祕了？」應該如何向我解釋養陰與通便的關係，太爺沉思了很久，最後說：「一條河，如果沒有水，船是無法行走的！這位老人腸道乾燥，就好比乾枯的河床，服用養陰的藥物，就好比給河床添水，有了水，船就能行走；腸道有水了，也就不便祕了……。」

太爺的解釋讓我明白了處方的意義，用上木香就是推動大便的運行，用火麻仁是潤滑腸壁，配上養陰的藥就是增加腸道的水分啊！我覺得太爺開的處方太有意思了。

「那如果腸道水分太多，大便太稀，是不是就會拉肚子呢？」我問道。

太爺笑了笑：「有一些長期拉肚子的病人，腸道功能很差，無法吸收食物中的水分和營養，常常水穀夾雜而瀉。通過利小便就可以減少腸道的水分，使食物在腸道停留的時間變長，營養成分充分吸收，大便就會變乾。這是治療腹瀉的一種方法！」

「你的悟性的確不錯，可惜我讀的書也不是很多，年紀也大了，一些病我也沒有想透，不然，我可以教你更多東西。」太爺嘆息道。

雖然太爺年紀大了，不能出診了，但村裡的老老少少只要有病，都會過來向太爺諮詢，太爺的一句話往往能將他們對疾病的恐懼消除，然後用上點藥，病就慢慢好了。

記得初一的一個周末，有個外村的女病人找到我太爺，苦惱地說，她這一個多月來經常頭疼，而且疼得也很奇怪，就眉棱骨疼痛，其他地方不疼。別人說她看了不該看的東西，招邪了，弄得她思想壓力很大，幾次想尋短見。

太爺讓我切脈，我切了切脈，脈浮而數，我說：「這是風熱證的脈象啊！」

太爺點了點頭，對患者說：「你這就是上火了，火積在那兒，喝喝藥，幾天就好了。」患者聽完太爺的話，差點跪了下來。

太爺隨後開了個方：黃芩二〇克，羌活十五克，防風十五克，甘草八克。讓病人回家喝三劑，一定會好。

三天後，患者提了幾斤雞蛋來感謝太爺……。

太爺常說，治病是件大事情，有時候看好一個病人的病，就等於拯救了一個家庭！醫生的意義很大，不是單純看看病這麼簡單啊！

從蝙蝠夜行想到夜盲症治療

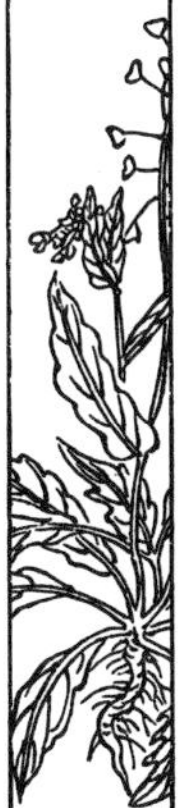

我們家後山上有個山洞，洞很大也很深，夏天的時候洞內很涼。以前鎮上農副產品收購部會將雞蛋運來，放在洞裡保存過夏天，時間久了，當地人就把這個洞稱為「雞蛋洞」。後來放棄不用了，這個洞成為我們這幫小孩子的避暑聖地。洞內有很多蝙蝠，每當向洞內丟石子時，受到驚嚇的蝙蝠就會在洞內四處亂竄，雖然洞內很黑暗，但從沒有看到蝙蝠碰到石壁上。小時候，我總以為蝙蝠的眼睛在黑暗中很好使。

有一天，正好遇到一個小孩，每天天黑後眼睛就看不清東西，他父親將他帶給太爺看看，太爺說：「這是夜盲症，不好治啊！」

看著病人一家無助的樣子，我對太爺說：「可不可以讓病人吃上幾個蝙蝠試試？」

太爺驚詫地問我：「為什麼？」

我說：「雞蛋洞內很黑，但裡面的蝙蝠飛來飛去，從不碰壁，牠們的眼睛在黑暗中一定很好使。」

我的一句話提醒了太爺，太爺說蝙蝠是瞎子，蝙蝠治療夜盲症也沒有聽說過，但蝙蝠的糞便是一味中藥，稱為「夜明砂」，倒是可以治療夜盲症。後來太爺結合病人的身體狀況，用夜明砂加豬膽汁配成藥丸，治好了患者的夜盲症。

這件事之後，太爺告誡我：「中醫的取象類比，如果運用好，可以解決很多疑難雜症；培養取象類比的思考方法，對學習中醫非常有幫助。但在取象類比過程中，不要偏離了事物的本源，否則會出錯。你能從蝙蝠夜行想到治療夜盲症，非常不錯了；剛開始聯想會犯些錯誤，多看看書，有依據證實你的聯想的，就可以試試，等到書看多了，經驗豐富了，取象類比運用就會越來越準確，越來越具有參考意義了……。」

太爺斷斷續續地帶我上臨床，雖然只看了幾十種病，但每次太爺都會結合病例給我講解治療方法和疾病形成的病因，更多的是他教了我一些思維方式。

年邁的太爺如同一盞快熄滅的燈，但他卻用所剩不多的光亮一直照耀著我的學醫之路，希望我在這條路上越走越遠……。

第七章

這些話在太爺的心裡已經醞釀了很久，太爺一邊說，我一邊記。
從字裡行間，我深切感受到太爺對我的希望是何等之大，
我只能一步一步前進，決不能退縮！

太爺的逝世

初一快放寒假了，有天父親突然到學校找我，說太爺不行了，讓我趕快回家。在回家的路上，父親說，太爺一直念叨著我。我回到家，看見家裡很多人，太爺的床前也站滿了人。

預知死亡

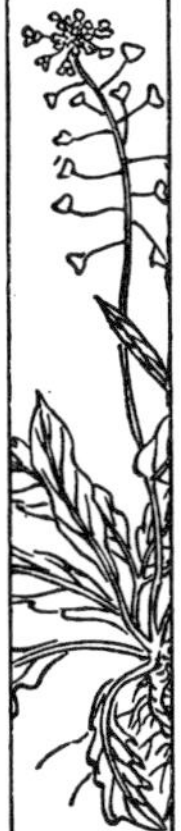

太爺躺在床上一動不動，臉色灰暗，我的心裡止不住地難受，急步向前握住太爺的手，開始切脈，細若游絲，仍有滑數之象。

我招呼父親一起扶起太爺，給太爺餵了勺香油，然後使勁給太爺拍背，不一會兒，太爺

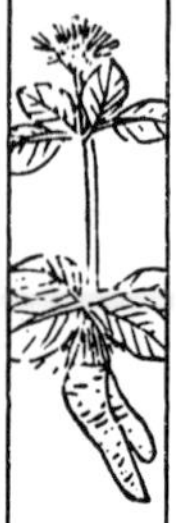

悠悠地醒來。隨後，我開了一副二陳湯加葶藶子、人參。太爺看過之後，微微地點了點頭。我把藥方給父親去抓藥，自己坐在床邊守著太爺。太爺喝藥後，下午氣色看起來好了許多，可以下床了，全家人都放心了，但我的心情依然很沉重。

太爺長期吸菸，肺裡黏痰太多，累及心臟，再加上年齡的緣故，臟腑功能衰竭得厲害，情況很不好，而太爺卻彷彿心情很好，喊我陪著他曬太陽。祖孫倆坐在場院裡，太爺斷斷續續地給我講中醫。

太爺說他很遺憾，不能將藥物的炮製和針灸教給我了，許多的疑難雜症也沒有機會帶我看，最遺憾的是對生命的預測，這是祖傳醫術中的一部分。在農村，一般對於晚期危重病人，醫生都要告訴病人家屬，估計病人什麼時候死亡，讓家屬做好準備；有些病人是外鄉人，該提前回去，人死在家中比死在外鄉好。

由於我一直不相信這些東西，太爺也沒有勉強讓我學，所以他為此深感遺憾。太爺告訴我，他將在正月初八去世，最近一個月不會有事的。

在以後的幾天裡，太爺吃飯食欲好了些，家裡人都說是我用中藥調理的結果，而我心中對「正月初八」一直放心不下，我不知道是該相信太爺，還是該不相信太爺。

春節後的初五、初六兩天，太爺精神依然很好，我開始懷疑太爺對風水對四柱的研究，太爺說：「我已經給你爸交代了我選好的安葬我的風水寶地，不要為我擔心，人生一世，草木一秋……。」

然後給我講行醫的注意事項：

「第一點：學醫不可半途而廢，要迎難而上！」

醫生救人，十個治好八九個就很不錯了，治不好有很多原因，不能因此而灰心喪氣，更不要因治好幾例而驕傲自滿。醫學永遠有解不開的難題，如果沒有，那首先醫生自己就可以永遠不死。醫生總會不斷面臨新的疾病，新的困擾，這是自然規律，同時也說明人身奧祕之無窮無盡，並非一朝一夕可以參透，不要放棄，要迎難而上，要不斷總結已經取得的經驗，為新的問題做準備。當問題錯綜複雜時，不要鑽牛角尖，退一步從大處著眼，從陰陽入手，又會有一條新路……。

「第二點：治病一定要順其性，養其真！」

順其性就是順應各臟腑的特性，當升則升，當降則降，當藏則藏，餘則瀉之，虛則補之，將臟腑調理到最佳功能狀態。比如：肝病用柴胡、薄荷，是順應肝氣升發條達的特性。縱然肝陽亢盛，鎮肝瀉肝的同時也要反佐少量疏肝之藥；肺病用麻黄和苦杏仁，也是順應肺臟的宣發和肅降功能……。

養其真就是培養臟腑不足的精氣，讓臟腑能量充足，使其物質基礎得到補給，臟腑功能自然也得到了修復。如肝病用當歸，補肝之藏血；腎病用菟絲子，補腎之藏精；心病用酸棗仁，養心安神……。

臟腑之真得養，臟腑之性得順，其病不治自癒！

「第三點：要用辨證的眼光看待疾病，慢性病沒有絕對的寒、熱、虛、實，治病要寒熱平調、攻補兼施，各不為過！」

人體所生疾病，有外感有內傷，俗醫診病，皆稱上火，且具體到肺火、肝火、胃火等，卻不知人體之火乃精微物質所化，如果人體五臟均無火，則冰寒地凍，生命早已衰竭。治火之法，當觀人之整體，有上熱下寒，也有下熱上寒，有外熱裡寒，也有裡熱外寒，還有一臟寒而他臟熱。並非一味瀉火，若能用自身之熱散自身之寒，用藥寒熱搭配，四兩撥千斤，引導人體氣機進行寒熱對流，至穩至妥，邪去而正安。如若一味苦寒，中病仍進，邪氣雖退，正氣已傷。使原本有寒的臟腑雪上添霜，最終釀成頑疾。許多經典的名方如半夏瀉心湯、烏梅丸等，無不體現寒熱共調之精髓。醫者用藥，存乎一心，即辨寒熱虛實之輕重比例！如胃病，有三分熱七分寒，也有六分熱四分寒，衡量各自比例，用藥方能立竿見影；又如腎虛，有八分虛兩分實，一味進補，可以導致經絡鬱塞，補而不通，反而上火，補中有通、有瀉，則補而不滯，填而不鬆……。

人道如醫道！做人做事不可偏激！陽中寓陰，陰中含陽！此萬物之本源，無純陽亦無純陰！明白這些道理後，行事就不會太過而又不及！用藥不會過偏而又不足！

這些道理深中有淺，淺而又深！各人理解均不相同，希望你能靜心參悟人身之陰陽虛實、病機之陰陽虛實、醫道之陰陽虛實、人道之陰陽虛實……。

「第四點：自行揣度細思量，不因他人忘陰陽！」

醫者論病治病，不要受病人和錢財困擾。病人如果能治病就不會請醫生，既然請了醫生，那醫生就要有自己的主見，不要受其他因素的影響；病有新有舊，有輕有重，治療重病慢性病如同抽絲剝繭，治療外感如同驅賊蕩寇。不同階段，如何實施要仔細揣度，不可因病家心情急切而忘陰陽虛實之根本。外邪未盡，立用峻補，關門留寇，永留後患；瘀血未盡而強行止血，留瘀而化為癥積；腸毒未清而強用澀藥，痢雖暫癒而後患無窮。不要因病家富貴而妄用補藥，更不要因病家貧窮而吝嗇貴藥。唯有自身心靜泰然，方可明白做醫生的意義和責任……。

不可好大喜功，不可急功近利！

顯然這些話在太爺的心裡已經醞釀了很久，太爺一邊說，我一邊記。從字裡行間，我深切感受到太爺對我的希望是何等之大，我只能一步一步前進，決不能退縮！

正月初八上午，太爺仍然很好，但下午太爺有些睏了，想睡午覺，我便守在太爺身邊看他入睡，太爺入睡得很安詳。大約過了一小時，發現太爺呼吸慢慢微弱下來，切脈時脈細若絕，我立即叫來家裡人，大家默默地看著太爺安詳地離去，而太爺給我講的行醫準則便成了他的臨終遺言。

清理太爺的遺物時，在太爺的枕頭下面發現一個小木盒子，裡面是一套太爺自製的放血治病用的針具，另外還有一本書，書名為《雜病臨證效方》，是太爺的手抄本，書中記載了祖輩及太爺行醫過程中療效很好的處方。我隨手翻了翻，看到最後一頁，太爺用毛筆記載了桑葉治療白睛充血，通過多次驗證特效，並注明此方為振字輩——振東所創（振東是我的小名），拿著這本沉甸甸的書，看著安詳而去的太爺，我知道我的學醫之路才剛剛開始……。

第二部

走入中醫學院

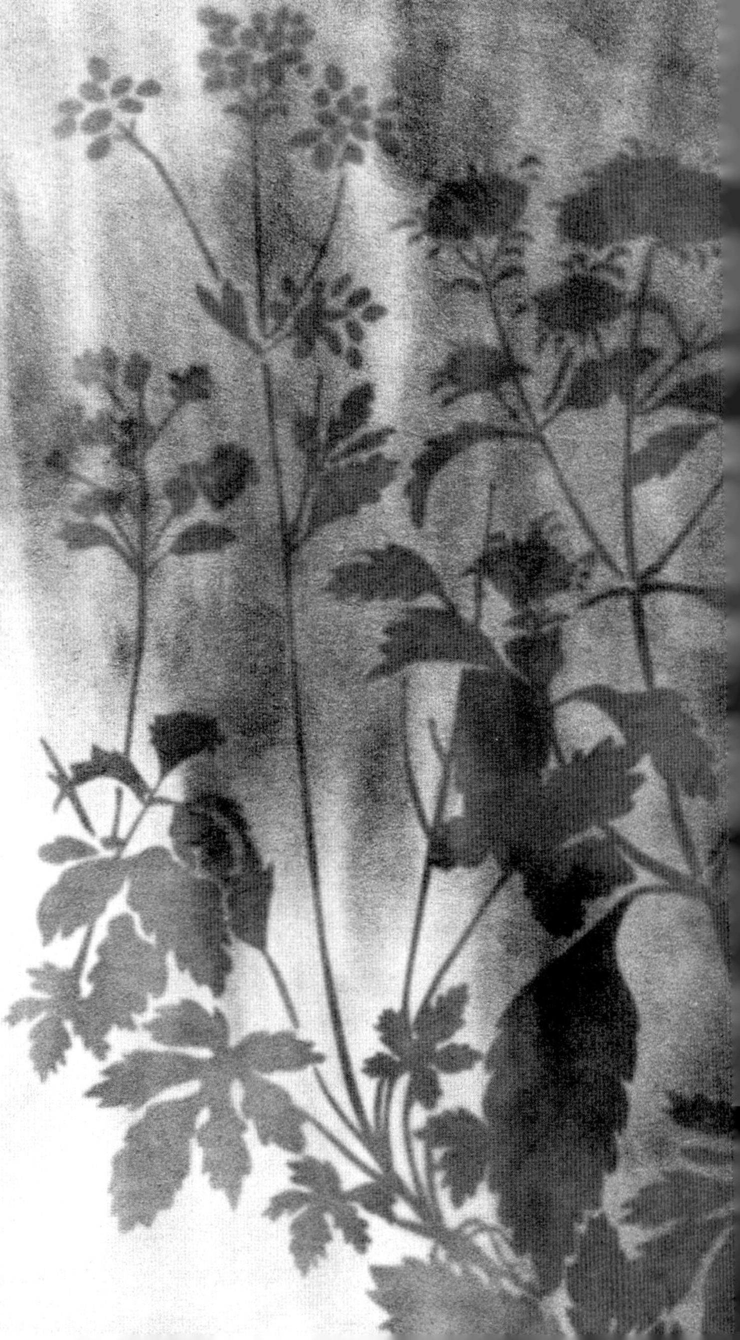

第八章

「當問題錯綜複雜時，不要鑽牛角尖，退一步從大處著眼，從陰陽入手，又會有一條新路！」樸實的話卻讓我的世界觀時時發生改變，看問題的角度也時時發生調整！

從陰陽入手，就可以化難為易？

太爺的去世給了我很大的打擊。有很長一段時間我不願意與家人說話。太爺從小將我帶大，給我灌輸了很多中醫的哲學思想，我的行為習慣無不異於同齡少年。當他們在為玩電玩而蹺課時，我卻在靜坐想著我的陰陽。同學之間的交流我沒有興趣，父母的關心讓我總想起太爺。好在農村活路重①，父母沒有十分注意到我的精神變化，我成了孤獨的少年……。

沒有太爺的繼續教導，又要面對各種考試的壓力，許多時候都想放棄，放棄學醫，放棄讀書。想到鎮上輕工機械廠上班（該廠是家上市公司，工廠最初由一個鐵匠鋪發展起來，我姑爺爺是創始人，要想上班隨時可以去），可我又不甘心，不甘心讓太爺失望，想想太爺臨

①為生活而拚鬥的擔子重。

終前的話——「學醫不可半途而廢，要迎難而上」。於是，我成了學校最酷的學生，而我自己卻認為是最孤獨的學生。

萬物都可以分陰陽

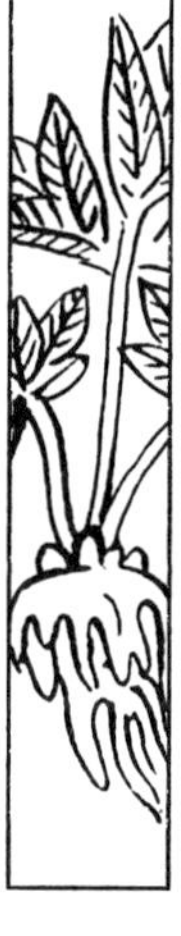

化學老師講水分子是由帶正電的氫離子和帶負電的氫氧根離子構成，而我想的是氫離子屬陽，氫氧根離子屬陰，水也是含陰陽的產物。

講到水電解成氫氣和氧氣時，我想的是陰陽離決，水分子的死亡。

物理老師講到地球磁場，講到南極和北極的磁極，講到電磁感應……。

我的腦海中浮現的是太爺說過的話，萬物都可以分陰陽。我想，地球的南北兩極應該為對立的陰陽，而地磁場成了陰陽能量轉化的途徑，人生活在這個大的磁場中，人身是否被磁化？人身內是否也有小磁場？

按照太爺說的天人相應，頭為陽腳為陰，頭腳之間是否有如地球南北兩極之間存在著一種看不見的「場」存在？

沒有人能夠告訴我這些問題的答案。但我的直覺告訴我，按照太爺說的天人相應，答案應該是肯定的！

看到小磁針懸線上，永遠指向南北方向。我想人臥在床上，床的位置是否應該南北朝向才好！這樣人休息時才能得到地磁場的能量補給……。

我的少年時期是大腦產生疑問最多的時期，我暗下決心，一定要考上大學，一定要解開我心中的所有疑團……。

地理課上，老師講到大海，講海水是鹹的……。

我想到了腎臟，腎臟主水，按照五行畫分，鹹味也屬水！

看到崇山峻嶺，我想到人體的骨骼！

看到書上描述的長江、黃河，我便想到了人體的血脈！

看到肥沃的大地，我想到人體的肌肉……。

太爺教的五行，讓我在大自然中時時刻刻看到與人體五臟屬性相同的萬物……。

春天躺在草地上，看著紅紅的太陽，想著人體跳動著的心臟！

呼吸著清香的空氣，便想到肺主氣！

多麼奇妙的世界，多麼奇妙的人類！我看到了天地的五臟……。

一切正如太爺所說的——「平時多想想天，想想地，想想身邊的萬事萬物，再想想五行、五臟，取象於天地，類比於五臟……。」

太爺的話無時無刻不影響著我，指引著我從大的視角看世界，看人類，看自己……。

難題，得從大處著眼

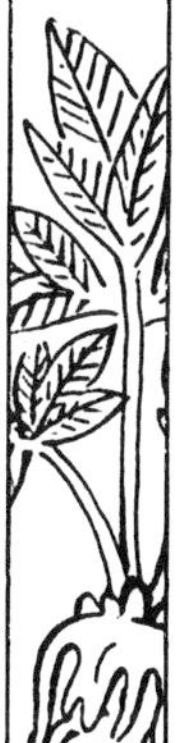

有次上化學課，老師出了道比較複雜的化學題，大致內容是一種溶液中有幾種陰陽離子相互發生化學反應，已知其中幾種離子的濃度，要計算某個陽離子的濃度。

看到大家都在寫化學方程式，苦苦思考，我卻認為如此簡單的問題，他們為何要搞複雜。陰陽是相對的，無論怎麼反應，最終肯定溶液不帶電，正負之和絕對為零，通過已知的資料加加減減就是結果了。

我隨口說出了結果，老師非常驚訝，她也正在列化學方程式，看我得出結果，問我如何算出來的。我沒有講陰陽五行，只是說溶液最終正負電荷相加絕對為零，用已知的資料加減就可以得到結果了。化學老師非常驚奇地看著我，也許我的一句話將她多年總結的解題方式給顛覆了。隨即她非常激動地向同學們介紹我的解題方法，而且有趣的是在這種方法的指導下，許多老師認為很難的題目都輕鬆解決了。

太爺說過：「當問題錯綜複雜時，不要鑽牛角尖，退一步從大處著眼，從陰陽入手，又會有一條新路！」樸實的話卻讓我的世界觀時時發生改變，看問題的角度也時時發生調整！

「人無遠慮，必有近憂。」要有遠慮，得從大處著手，從陰陽五行入手，才能看到事物的整體發展趨勢。

播種一種思想，收穫一種行為；
播種一種行為，收穫一種習慣；
播種一種習慣，收穫一種性格；
播種一種性格，收穫一種命運。

太爺給我播種一種思想，而我收穫到一種行為，一種思維的行為方式。當這種方式日久之後，便養成了一種思維習慣，習慣於用陰陽五行看世界。這種習慣與同齡少年有些格格不入，他們猜不透我在想什麼，但是他們卻又看到我想問題太簡單，有時簡單到只分好與壞……。

我不知道這種性格會導致什麼樣的命運，但我卻堅定地相信，太爺播種的這種思想一定能讓我早日成為真正的中醫，這種思想的播種也讓我能輕輕鬆鬆面對學習，結果便是我實現了對太爺的承諾，考取了全省最好的中醫學校——省中醫學院。

我拿著錄取通知書和父親一道來到太爺的墳前，給太爺燒了燒紙，放了一串鞭炮，告訴太爺，他的重孫考上了大學，可以更系統地學習中醫了……。世間也應該分陰陽，看到我的第一份答案卷，我相信陰間的太爺一定能看到我交給他第一份滿意的成績單！

第九章

第一次走進人體解剖教室，看著解剖檯上的幾具屍體，我沒有一絲恐懼和害怕，倒是滿腦子的疑問。我要看看主疏泄的肝，主血脈的心，還有主氣的肺，主吸收的小腸，主運化的脾，到底是什麼樣子？

面對西醫，中醫的科學性何在？

懷著多年的期待，我走進了中醫學院的大門。古樸的建築和我想像中的一模一樣，但林間小道上三三兩兩走過的同學，迎新處老師年輕的笑臉，讓我感到中醫並不是一門年邁的科學。在今天，隨著科學的發展，學習它的年輕人越來越多，「老中醫」正在向「現代化中醫」轉變……。

中醫通，西醫也不難

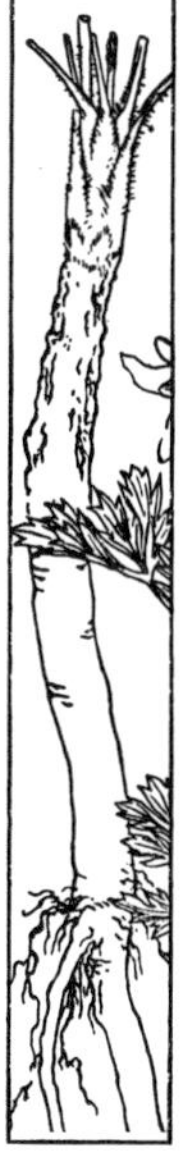

入學後第一件事是老師帶我們參觀，讓我最感興趣的是圖書館。在那裡，我看到數以萬

計的各類醫學書籍，真是大開眼界。我彷彿一條淺溪裡的小魚躍進了大海，在知識的海洋裡我幾乎迷失了方向，我一有空就泡在圖書館裡，如飢似渴地翻閱各類書籍，以至於常常錯過吃飯的時間。

中醫的整體觀、辨證觀、精氣學說、陰陽學說、五行學說、氣血津液學說、經絡學說……。各種理論，各種學派，無不讓我欣喜若狂。而在廣泛的閱讀中，我慢慢地回憶起太爺當年所教授給我的，往往茅塞頓開。我感慨於太爺為了領我走上醫學之路所做的所有事情，我也感慨於古人先賢們博大精深的智慧……。

「心主血脈，其華在面。」看到這句話，我突然想起一則病案。

年輕女性，兩頰生斑，太爺記錄的治法是調理心臟，補充氣血。當年太爺已經去世，我看著病案，百思不得其解。這句話終於讓我豁然開朗。面色是心臟功能的外在表現，只有心臟氣血充足，血脈流暢，面部氣色自然紅潤無斑。

「膝為筋之府，肝主筋。」記得太爺治療膝關節的病變往往從肝入手，當我問及原因時，太爺總是說通過切脈就可以知道，膝關節疼痛的病人肝脈是鬱澀的，但我總覺得沒有說清楚。「膝為筋之府，肝主筋。」原來古人早就為我們總結出來了。

同時學習的還有西醫課程，如果說中醫讓我有太多熟悉的感覺，而對西醫課程我則充滿了好奇；學習中醫理論對我而言駕輕就熟，學習西醫理論對我也並不困難，所有的東西在我的思維裡，自然而然地被分為陰陽兩部分。

「神經系統為陽，循環系統為陰；動脈為陰中之陽，靜脈為陰中之陰；白血球為陽，紅血球為陰；我甚至認為補氣溫陽能升高白血球，而補血養陰能增加紅血球……。」

這樣的思路讓我對西醫理論的理解帶來了很大的便利。但是從小接觸中醫理論的我面對屍體，卻產生了很大的疑惑！

解剖學中看不見的中醫範疇

當我第一次走進人體解剖教室，看著解剖檯上的幾具屍體，我沒有一絲恐懼和害怕，倒是滿腦子的疑問。我要看看主疏泄的肝，主血脈的心，還有主氣的肺，主吸收的小腸，主運化的脾，到底是什麼樣子？還有那藏精屬水的腎與大海有什麼關聯？

真的讓我有幾分失望！

「一切的臟器和家裡過年殺豬時看到的內臟沒有什麼區別！」

「還有那些經絡，中醫書上記載得清清楚楚的十二經脈為什麼看不到？中醫難道真如社會上有些人說的是偽科學，難道只是風水先生在家裡擺八卦擺出來的嗎？」

這些眼前所見的和我心中所想的，真的有太多不同！太多的疑問和困惑讓我很壓抑，我多年來追求和探索的治病救人的方法，真的只是些看不見、摸不著、說不清、道不明的東西嗎？那麼中醫的科學性何在？

我有些失望，甚至有幾分絕望。雖然課程不受影響，還在學習，但我的心中總是存在很大的疑問：中醫是否是偽科學？

在大一快結束時，我終於忍不住抓著解剖老師問：「老師，心藏神，究竟藏在什麼地方？」

老師有幾分尷尬：「同學，我是搞西醫的，西醫中沒有神這種說法。對於心藏神，我本身不是太清楚，你還是問問你的中基①老師吧！」

中基老師的一番話基本打消了我對中醫的懷疑。

他說：「中醫起源於古代的哲學思想，是古人認識世界萬事萬物過程中形成的一種樸素的哲學思想，後來發展到運用它認識人體，治療疾病。心藏神是指心臟具有藏神的功能，這裡的神包括人的精神、氣質、神采，並非是一種基本物質。中醫的心、肝、脾、肺、腎遠遠超過西醫的解剖學範疇，除了包含西醫所說的臟器，還包含其所有相關屬性的功能。比如，磁鐵周圍存在磁場，但我們看不見並不代表磁場不存在；打手機時，手機會發出信號，我們看不到，但我們不能否認信號的存在……。」

「學中醫要從哲學的角度來認識和領會，學西醫的目的是為了輔助學中醫，不能陷入西醫的模式，使自己對中醫的理解進入誤區。你才上大一，能有這些疑問是很正常的。希望你能站在中醫的角度看西醫，不能站在西醫的角度看中醫，只有這樣你才能學好中醫，同時也能學好西醫……。」

①中醫基礎理論。

我的腦海中突然浮現出《診脈心法》第一頁上的幾行字：

凡心浮氣躁者，不可與之言脈巧！
凡資質愚鈍者，不可與之言脈深！
凡眼見為實者，不可與之言脈理！
凡不求甚解者，不可與之言脈奧！

太爺的話言猶在耳，「凡眼見為實者，不可與之言脈理！」是啊！太爺八年前已經提醒了我，而我還是鑽進了這個牛角尖！學好中醫要用中醫的觀念來看西醫、看世界！

在後來的解剖課上，我更加堅定了中醫理論的正確性。看到人的大腦時，我立即想到核桃仁，兩者何等的相似。太爺說過取象類比，核桃仁能健腦，這不就是「取象類比」的例子嗎！

看到紅紅的血管，我想到了丹參、雞血藤，丹參、雞血藤能夠通血脈……。看到人的脊髓時，我想到了蜈蚣，蜈蚣的外形與脊髓多麼相似。於是我便記起太爺曾經重用蜈蚣治療腰椎嚴重損傷的病人……。

取象於天地，類比於五臟，通過學習解剖學，使我明白，只有瞭解人體的內在結構，才能知曉如何去「取象於天地，類比於五臟」。學中醫的同時學習西醫是多麼有幫助啊！

脈象不易掌握，唯有熟練

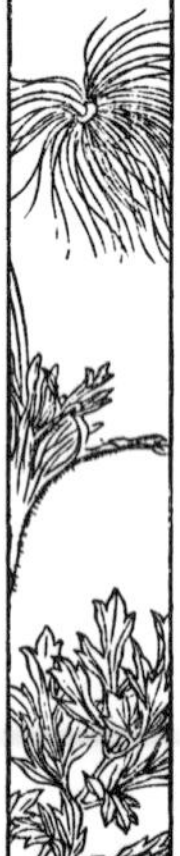

《中醫診斷學》的內容非常翔實。我最關注的是四診，但其中的切診只有簡單的三頁紙，我比較疑惑。太爺如此看重的切脈，在教科書上怎麼如此簡單？二十多種脈象的描述非常準確，但也有些繁瑣，而太爺教的關鍵脈象——「鬱脈」，書上根本沒有，是太爺錯了？還是教科書錯了？

我非常急迫地等待老師講解切脈，看看他講的與太爺講的有何不同……。

等啊等，終於等到了講切脈！上課了，我提前搶到最前面的位置，怕漏掉老師說的每一句話！

老師首先講了一個故事。十幾年前，為了確定中醫教材如何編寫切脈這節內容，國家曾經組織全國十大名中醫會集北京，給同一個病人切脈開方。等十大名醫結果出來後再比較，發現十個切脈結果各不一樣，但處方思路大體相同。這說明每個人對脈象的領悟和理解不同，教材為了防止將學生帶入誤區，只講了一些基本的脈法和主病，具體對脈象的學習和研究可以多看看《脈經》和《瀕湖脈學》，前提是首先要熟練掌握教材上的內容。

從老師的話中，我明白了為什麼切脈部分編寫得如此簡單。下課後我從圖書館借來《脈經》，發現王叔和對脈象的研究非常深入。與太爺的《診脈心法》相比，《脈經》講得過於詳細，臨床運用不易掌握；太爺的《診脈心法》雖過於粗獷，臨床上卻易於運用。但如果用《脈經》來對太爺的《診脈心法》進行適當的補充，就會非常完美。

於是一種以頭為陽腳為陰、寸為陽尺為陰的框架式脈象模型，慢慢在我腦海中清晰起來，脈勢與人體的對應關係也慢慢清晰起來。太爺說必須切到一萬人的脈象，才能對脈象有完整的認識，而此時的我，除了幾年前同太爺一道看過幾十上百個病人，切過一些病人的脈象，離一萬人還相差太遠……。

我邊看《脈經》，邊想《診脈心法》，邊練習手的敏感度，然後記下自己對脈象立體框架式模型的構思。

我相信總有一天，我會切到一萬個人的脈，我會使太爺的《診脈心法》更加完美……。

第十章

我的問卷沒有填出一份，但意外地替在場所有的老人診了脈。
這些老人或多或少的都有慢性病，
我盡我所能為他們提供了簡單方便的單方或驗方……
而他們眼中的期待，已經給了我一份很好的答案……

中醫的未來在農村？

大一很快過去了，暑假作業是一篇社會調查。調查什麼？如何調查？老師沒說，只說隨意進行，但開學要交一篇社會調查報告。我坐在回家的汽車上，一邊望著車窗外的遠山，一邊沉思著……。

「要是能將這次調查與農村目前最熱點的問題相結合就好了。」晚上吃飯的時候，我對父親說。

比老人贍養更切身的問題

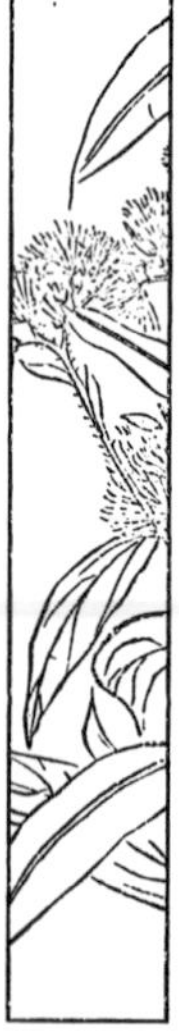

「現在農村的年輕人都到城裡打工去了，農村老人的贍養問題很嚴峻，我搞獸醫常常到周邊村裡，經常碰到這些情況，有些老人非常可憐。既然你們要搞社會調查，不妨把農村老人的贍養問題作為調查專案，將問題蒐集起來，帶到城裡去，也希望有更多的人關注這個問題，這樣才有機會解決！」父親邊喝酒邊說。

「這個方向不錯！我就以〈農村老人的贍養情況〉為題進行社會調查！」我接受了父親的建議。

為此我設計了問卷調查表，採用我提問對方回答的形式，而回答的內容由我代填。調查表共設計了大約三十個我認為有意義的問題。

我的調查首先從村裡最遠的十隊開始。

當我走進十隊時，眼前所見到的並不是一幅熱鬧的情形。二十多戶人家有一半都大門緊鎖，門前禾埸上的草都有半米多高了，看上去根本不像有人住。不遠處的一棵大樹下，有幾位老人家正在乘涼。

我走近前問一位老奶奶，「這村裡為啥都大門緊鎖？」

老奶奶說：「年輕人都出門打工了，要到九、十月份收割時才會回來一趟，隊上就只剩下二十幾個老骨頭了。」

當知道我是醫學院的大學生，又是老太爺的重孫後，老人們都圍了過來，他們搬來凳子和桌子，我便開始看病了。

看的第一個病人是一位老大爺，我切過他的脈後，告訴他：「您寒濕過重，雙下肢無力、沉重，夜間睡覺雙腿發涼。」

「小夥子不愧為老太爺的重孫，你說得真對！得咋治法？我可沒什麼錢啊！」

我有些犯難了，左右看看，突然看到禾場邊的香樟樹。好了，有辦法了！

「老大爺，您把香樟樹的枝子和柳樹條子各找一大把，煎水後熏洗一段時間，應該會輕鬆很多的，連續熏上半個月，病就好得差不多了。」

聽完我的話，老大爺半信半疑地回家了。

第二位依然是位大爺，脈象顯示左關鬱澀如豆，我按了按他的肝區，問說：「您平時這兒疼嗎？」

「真神了！小夥子，你咋曉得的啊，我這兒疼了好幾年了！」

原來老人有膽結石病史，又沒有錢做手術，就一直拖著。看著大爺暗黃色滿布皺紋的老臉，我心裡一陣難受！

「大爺！您看，咱村不是有很多『酸筒杆』（「酸筒杆根」學名「虎杖」①）嗎？你就挖些根切片後，配上幾個『雞肫皮』（即「雞內金」）煎水喝，喝上一段時間會好些的。平時不要吃太油的東西，不要吃雞蛋！」

我的話剛說完，第三個老人就搶著說：「伢兒②，我咋天砍柴把腳崴了，這走路都不行，你可要幫我想個法，要不我飯都吃不上了。」

我蹲下來看了看老人的腳，左腳踝部紅腫，試著左右活動了一下，雖然疼，但沒有明顯骨折跡象。

「老奶奶，妳家種土豆（即馬鈴薯）沒？把土豆切成薄片貼在腳崴了的地方，乾了就換，多貼幾次就能走路了。」

第四個、第五個……。

我的問卷沒有填出一份，但意外地替在場所有的老人診了脈。這些老人或多或少的都有慢性病，我盡我所能為他們提供了簡單方便的單方③或驗方④。

看著這些蒼老的臉，看著這些布滿老繭的手，再看著那些緊鎖的門，我覺得我的問卷實在是太膚淺了。而他們眼中的期待，已經給了我一份很好的答案……。

中醫發源於民間，而民間也是最需要中醫的地方！

①酸筒杆根別名假川七、土川七、紅三七、三七或日本蓼，是一種蓼科植物。

②方言孩子的意思特別指男孩子。

③單方泛指藥方或流傳於民間的藥方，通常專治某種疾病，用藥簡單。

④驗方指臨床經驗證明確有療效的現成的藥方。

隱含生命力的民間中醫

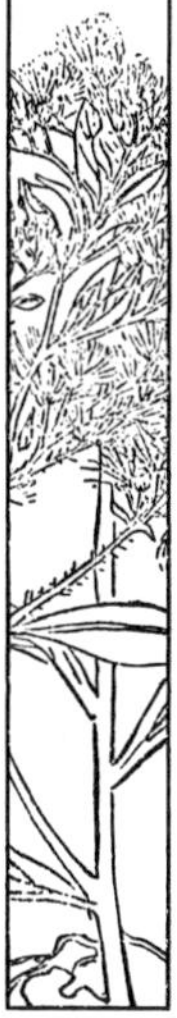

暑假快結束的時候，我又專門到十隊去看望這些老人，受到了極其熱情的接待。

這些老人都搶著拉我到家裡喝茶。那位膽結石的老人非常高興地說：「娃兒，按你說的喝了一個星期後，都不痛了，現在我每天還在喝。」我聽了也很高興。

這時候一個老爺子走過來，我記得上次我給他做了頸部按摩，還教他草藥外敷，不知道他現在好些沒有？

老爺子拉我走到旁邊說：「小夥子，我的脖子好很多了，沒有以前那麼痛，頭腦也清醒了很多啊！你是好樣的，咱們農村就缺少你這樣的小神醫。沒啥報答你的，我想給你個方兒，這是我家祖傳的治療毒瘡的外用方，效果可好了，你以後遇到長惡瘡的病人就可以用上了。」他邊說邊悄悄地遞給我一張紙。

我正準備伸手去接，旁邊一位老奶奶伸手攔了下來。

老爺子揮了揮手說：「老婆子，妳幹啥？兒子對這個又沒興趣，難道我們把這方兒帶進棺材裡啊！小夥子人好，用得著，我們把方兒給他，也算是對得起祖宗了！」

我猶豫著接還是不接。老太太若有所思地看了我一會，接著，她一把從老爺子手上拿過那張紙，塞到我的包裡。

「收好！小夥子，有時間多來坐坐，我們老了，兒孫都不在身邊，你來了幫我們瞧瞧病，我們也高興啊！」

「我一定會常來看你們的！」我答應著，心裡有一種莫名的感動。

這時另外一個老奶奶走過來，我記得就是她上次崴了腳。

「老人家，您的腳好些沒有？」

「好了，好了！按照你說的辦法，第二天就不痛了。也沒啥感謝你的，你看這個你用得上不？」

我接過來一看，發現是一個手抄本，很薄，就七八頁紙，書中記載了治療上百種疾病的單方，隨便看了一下。

第十條：「眼變赤，如兔眼，用桑葉，正好治！」

第十一條：「小兒驚，夜哭鬧，舌尖紅，燈芯草！」

第十二條：「頭痛生，氣血滯，萊菔汁，滴鼻癒……。」

我心中一驚，看來此書不可小視。

「這是好東西啊！您好好留著，以後用得上的！」

「我們都不識字，兒女又不在身邊，留著也沒用，有用你就拿去吧！」

我無法拒絕老人的盛情，只好收下了。作為一個正在學習的醫學院校學生，我只是做了我應該做的，而他們卻用心在回報我，這份禮物太沉重，我幾乎承受不起了，我只能更用心學習，以期將來用更好的醫術來為他們治癒沉痾⑤。

而直到今天，我仍然配合湯藥使用老奶奶當年送給我的單方，我也時常用陰陽拔毒膏來治療疔瘡，每獲奇效。每當這時

⑤指重病或久治不癒的病。

候總會想起當年的那一幕……。

我也會時常問那些遠離家鄉的年輕人，你們的父母身體可還好嗎？我希望能夠提醒他們，多多地關注他們遠在家鄉的父母。也許當他們在城裡打拚的時候，他們的父母正在疾病中苦苦地掙扎、呻吟……。

假期很快過去了。我不僅以翔實的資料和事例作為依據完成了我的調查報告，也親自治療了不少老年人的慢性病，而且還收穫了許多寶貴的經驗。

傳統的中醫因其簡、便、廉、驗，在廣大的農村有著較強的生命力，但目前扎根於基層的老中醫越來越少，而年輕的中醫又不願意下基層，在基層中醫的傳播者越來越少。從這次調查活動中，我看到我未來的路，中醫的根在農村，扎根基層才是中醫發展的正途。

第十一章

有一次無意中，我將薄荷葉放在口中，
一種清涼的感覺立即順著足厥陰肝經傳向腳部。
我大吃一驚！……藥物的成分是通過消化道吸收，然後通過血液運行到全身？
還是藥物有一部分能量能在口中通過經絡迅速運行到相應的地方？

中藥能提取藥材的能量嗎？

進入大二後，開始學習《中藥學》，書中大部分內容太爺都曾傳授給我，而且很多藥材我都親自採摘過，認識也比較深刻，學習起來非常輕鬆；但《中藥學》中的用藥劑量讓我十分困惑，大部分藥材用量是八九不離十，即八克、九克、十克左右，毒性藥物劑量更小，礦物類藥物劑量稍大。

想起太爺治療嗝逆用柿蒂是一大把，估計至少有四五十克；治療咳嗽用枇杷葉也是一把，至少也是三十克；治療風濕，外用藥熏洗，一次就是一小捆，那可是幾斤……。

再看看教材上的用量，是太爺用量過大？還是教材上用量保守？

人體內也有地磁場的東西嗎？

我帶著疑問在圖書館翻閱書籍，一次偶然的機會，看到《醫學衷中參西錄》中冊。作者張錫純，字壽甫，河北鹽山人，中西匯通派代表人物之一，出身於書香之家，自幼讀經書，習舉子業，兩次鄉試未中，遵父命改學醫學，上自《黃帝內經》、《傷寒論》，下至歷代各家之說，無不披覽，反對崇古泥古，故步自封，並崇尚實驗。他對藥性的認識可謂入木三分，既沒有像古人那樣將藥性說得玄祕，也沒有像現代教材那樣過於保守，結合臨床案例論藥性，讓人很容易理解，也很容易掌握。生石膏、大黃、肉桂一些普普通通的藥材，在作者的手中顯示出各自神奇的療效。黃耆配知母，取象如「雲升雨降」之天地造化……。

這是除太爺外我接觸的第一位將藥性與天地平齊的醫家，我一口氣將藥性部分讀完，一種感慨油然而生，這才是中醫大家，沒有一絲矯揉造作，也沒有故弄玄虛，有的是對天地、對五臟、對藥物的精闢論著……。

中冊提到「吸升呼降」之調氣法，我試了幾次後，感覺大腦清醒了很多。由於初中時學校宿舍潮濕厲害，我也患了風濕。按照張錫純的調氣法進行調氣，不到五分鐘，雙側膝關節向外直透涼氣，疼痛減輕，走起路來輕鬆了不少。

想起太爺臨終時說過的話：「若能用自身之熱散自身之寒……。引導人體氣機進行寒熱對流，至穩至妥，邪去而正安……。」我不禁對張錫純更加充滿敬意。

「醫者要靜心靜坐，參悟醫學道理。」這是張錫純的學術思想之一。

為了深入瞭解靜心靜坐參悟醫學道理，我開始練習太極拳，在剛柔相濟、陰陽轉換中，讓自己浮躁的心安靜下來，感受空氣從指間慢慢流淌，感受氣機在體內慢慢運行。

也許古人生活在相對寧靜的環境中，能感受到大自然的氣息，能感受到氣在人體經絡中的運行。而對於一個醫學生的我，為什麼就不能靜心體會到古人對人體經絡的感受呢？

在打太極拳的過程中，我的氣感明顯增強，手指的敏感度也在增加。清晨練完功，可以體會到手上細胞在跳動，皮膚在呼吸。人體內一定存在類似如地磁場的東西！他們是什麼？我高中時的疑問又回到我的腦海中！

解開中醫經絡疑團的鑰匙：生物場

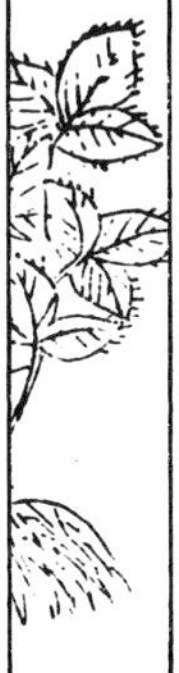

在圖書館，我在《自然醫學》雜誌上看到生物場的研究。除了人，植物也存在生物場，它是通過一定「生物電」和「生物磁」形成的場。書上還描述到在人體周圍存在一種淡淡的光暈，隨著生物場的增強而增強，當人體生病時光暈的顏色也會發生變化。

「取象於天地，類比於人身。」看到描寫人體周圍的光暈，我想到了地球，地球表面被一層大氣包裹，從太空看地球，不也是有一層光暈嗎？我不由得感歎古人的「天人相應」是多麼的神奇。

有一次無意中，我將薄荷葉放在口中，一種清涼的感覺立即順著足厥陰肝經傳向腳部。我大吃一驚！這種感覺以前從未有過。於是我嘗黃連，能明顯感到一部分順著手少陰心經運行……。

雖然當時還未學《針灸學》，但我在圖書館早就將十二經脈的走行記住了。我想，也許我通過練習太極拳，練習調氣法，體內的經絡敏感度增加了。但我疑惑的是，藥物還沒有入胃，沒有消化吸收，而其成分怎麼能很快傳到腳部。藥物的成分是通過消化道吸收，然後通過血液運行到全身？還是藥物有一部分能量能在口中通過經絡迅速運行到相應的地方？我所感受到的又是什麼？

懷著許多疑問，我繼續對藥物進行品嘗。發現凡是「氣重而味淡者」走經絡快，凡是「氣淡而味厚者」走經絡慢。也許藥物的生物場與人體的某些臟腑的生物場相似，於是當藥物進入人體後，藥物的生物場便借助經絡系統迅速輸送到人體。

「不同的人，生物場能量不相同，如果兩個人有許多相似的生物場，那兩人碰面可能會感覺很熟悉……。」

「生物場也應當存在相生相克，如果一個人的生物場正好克制另外一個人的生物場，那他們碰面，被克的一方就會有一種無名的緊張和恐懼感……。」

「一卵同胞的雙胞胎，他們的生物場有很多相似的地方，所以他們有很多無意識的相同行為，類似如物理學上的共振現象⑤……。」

「母親懷小孩時，小孩生物場會被其同化，所以母親對自己所生的小孩，有一種特別的親切感。母子連心，縱然相隔千里，小孩發生意外，母親的生物場都會受到波動，感受到小孩發生的事情……。」

一下子我聯想了很多很多。也許生物場正是我們解開中醫經絡疑團的開鎖鑰匙！一個很大膽的想法立即浮現在我的腦海中。既然西醫能夠提取藥物的有效成分，通過靜脈直接輸送到人體治療疾病，那麼中藥為什麼不能提取藥材中的生物場或者複製出這種生物場，通過經絡系統直接給人治療疾病呢？如果能，那麼再珍惜的藥物都可以進行複製，只要有一個地道藥材的樣品（如虎骨），只要能提取其生物場的能量資訊，就可以無限制地複製，稀有藥材老百姓也用得起了！

中醫看病，仍然要辨證施治，仍然要開處方，只是最終進入人體的不是苦口湯藥，而是一種能量，這種能量通過特定的穴位，直接進入人體，其起效速度不一定亞於西藥靜脈給藥！

於是在課餘時間，我廣泛閱讀有關生物場的書籍，而且同這些文章的作者聯繫，瞭解他們對生物場的認識深度。再看看當時流行的哈慈五行針、周林頻譜儀，這些沒有辨證、能量固定的理療設備，它們都能起到一定的治療作用。如果換成有特定資訊的生物場能量，通過辨證施治，採用經絡輸送，效果一定會更好。這種將藥物與針灸完美結合的治療方

⑤兩個振動頻率相同的物件，一個發生振動時，引起另一個物件振動，這種現象叫做共振。

法，也許能讓發展出現劃時代的飛躍……。

靜悟使我產生很多新奇的想法，對醫學領域產生大量的質疑。可惜讀書時的我，一無病人，二無資金，無法進行科學實驗，只能將所有的構思寫下來，今後慢慢實踐……。

第十二章

抬起頭來仔細打量起那些不起眼的小藥罐子。
藥櫃共四層，每層十六個藥罐子，居然每個藥罐子都有標籤，
這就難不倒我了，我拿出紙和筆，準備把藥名抄下來……

如何在見習中學到真正的本事？

中醫學院本科學制五年，其中見習三個月，實習一年。見習是在大三的下半年，學院安排我們到下面的中醫院去見習，看看中醫是如何治病，同時去藥房瞭解些相關的中藥知識，熟悉各種藥材。我被分到一個小縣城的中醫院，帶著對臨床舊夢重溫的期待，帶著對小鎮的好奇，我和同學們出發了。

兒科門診見習三個月

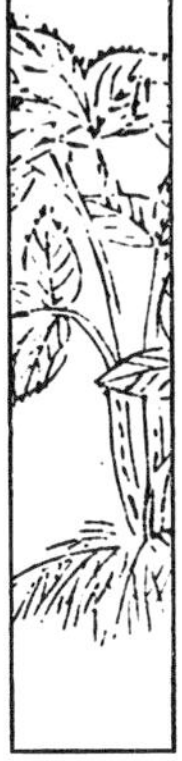

小城的建設比想像的漂亮。美麗的歐式一條街，讓我們彷彿感受到北歐的風情，教堂式

的堡頂，圓形的拱門，一一從我們的眼前閃過，讓年輕的我們興奮無比，我們一路歡呼歌唱，路過的行人無不駐足觀看。經過縣人民醫院時，我特地多看了幾眼，氣派的門診大樓和高聳的住院部大樓，和省城大醫院真有一比。

車在大街小巷裡轉了十幾分鐘，最後停在了一排破舊的房前。殘破的外牆，灰暗的樓房，看上去完全是幾十年前的建築。

「這是什麼地方啊？」我在心裡犯嘀咕。

再仔細瞅瞅，在門邊一個不起眼的牌子上看到了「門診部」幾個字。我的心不由得一涼。司機的話恰恰響起：「你們到了，這就是縣中醫院了。」

原來這就是中醫院？想想剛才路過的人民醫院，再看看眼前破敗的樓房……。

當時是星期天下午四點多鐘，整個門診部靜悄悄地，走廊裡沒有一個病人。難道中醫的市場真的如此蕭條？如此古老而優秀的科學為什麼並沒有發出它應有的光采？我心中忍不住有些不平，而周圍的同學們也發出了一片抱怨聲。

「同學們！這就是你們要見習的醫院。別看它很不起眼，這個醫院的兒科和內科在這個縣城，甚至本省都有一定名氣，不然學校也不會安排你們過來見習。希望你們在見習期間能夠對中醫有更深刻的瞭解，也能夠對臨床工作有一定的熟悉。」輔導員的一番話讓還在低聲抱怨的同學安靜了下來。

既來之，則安之！既然來到這裡學習，那我就應該盡我的努力來提高自己。晚上躺在床上，我給自己鼓勵，定好鬧鐘，我安靜入睡，一夜無夢。

第二天早上正式到見習科室報到，我見習的是中醫兒科。七點半我就收拾停當（即妥當），早早地到兒科門診外等著，咱先給老師留個好印象！

陸陸續續地一些家長抱著或牽著小孩來看病了。看來輔導員說得沒有錯，兒科在這個醫院真的很強呢。但為什麼老師還沒有來呢？等到八點過十分，才看見一個中年醫生走過來，他一邊打著呵欠，一邊忙著扣白大褂的釦子，嘴裡還在跟旁邊診室的醫生打招呼：「嘿！老陳啊！今晚不要再拖我打牌了，連打了兩個晚上，身體吃不消了。」

「不會是他吧！」我心裡一寒，想起太爺說的：「醫者須自律，如果一個醫生不能自律，很難成為一個好醫生。」

「咦！你是幹什麼的？」他走到診室門口，看到呆立在那兒穿著白大褂的我。

「老師，我是中醫學院的見習生，分在您這裡見習。」雖然有些腹誹①，我依然必恭必敬地說。

「見習啊，那你就見見吧！」他漫不經心地說。

病人一擁而進，圍作一團。「幹嘛！幹嘛！閃開！閃開！排好隊一個一個來！對了！見習的！你去幫我買份早餐，隨便什麼都行！」

我無奈領命而去。等我的早餐買回來，老師已經看了將近十個患兒。效率真高，我有些好奇。站在一旁，我仔細觀摩起這位「專家」看病。

①口裡不說，心中卻在譏笑。

五歲小女孩，面黃肌瘦，「專家」看了看眼瞼，拔了根頭髮，看了看毛囊，摸了摸腹部，然後診斷：脾疳，治療費三十元。

四歲男孩，晚上哭鬧，睡覺不安，小便黃，體瘦厭食。「專家」看了看眼瞼，拔了根頭髮，看了看毛囊，摸了摸手心，然後診斷：心疳，治療費三十元。

七歲男孩，頭髮焦黃，皮膚粗糙，大便乾結，不吃飯，消瘦，診斷：肺疳，治療費三十元。

……。

我看得目瞪口呆，再看看專家。趁著家長們去繳費的間歇，施施然地起身，在身後藥架上用小勺從不同的藥罐子裡弄出些藥粉，包成幾包，放在一邊。

「好了，這個給你，拿回家分成六包，連用六天，吃完後就會好很多的，歇一天，下周再來複診。」只見專家把不同的藥包給不同的家長，幾分鐘搞定一批患兒。接下來的幾個患兒，都是來複診的，連治療費都已經繳好了，還省了專家老師的事。

還是那些藥粉，幾分鐘搞定。更讓人佩服的是，在看病的間歇，「專家」老師還抽時間吃完了早餐。患兒還真不少，一直看到近中午。好不容易閒下來，我當然要抓緊時間提問了。

「老師，為什麼所有的患兒都是疳積呢？」

「當然，五臟六腑皆有積。只有不同臟腑表現略有差異，而小孩子吃中藥很困難，所以直接用藥粉沖服，效果會好很多。但是配方是祕密，不能外傳！」專家老師似乎很耐心地對我解說。

「咦，看不出來啊！」我在心裡暗忖著。

抬起頭來仔細打量起那些不起眼的小藥罐子。藥櫃共四層，每層十六個藥罐子，居然每個藥罐子都有標籤，這就難不倒我了，我拿出紙和筆，準備把藥名抄下來。

王專家一眼看出了我的想法，他笑著搖了搖頭：「小夥子，抄也沒有用的，這些標籤是糊弄人的，山藥罐子裡放的是當歸粉，不信你打開來聞聞。想偷我祖傳祕方的人至少有一百批了，你就別花心思了。」

看著他可惡的笑臉，我氣不打一處來，而且心裡還有幾分尷尬。

「我是來見習的，又不是小偷，這樣的老師真是差勁。」我心裡想。

快下班的時候，又來了一批患兒，說是從很遠的地方專程找「專家」看病。

我本來以為王專家會很不耐煩地趕走這批患者。要知道五分鐘前，他已經換好了白大褂，洗好手，準備下班了。沒想到王專家轉身穿上白大褂，又開始給患兒看病了，並沒有我想像中的不耐煩。老師沒走，我自然也不能走，但這麼一耽誤，下班的時候已經十二點半了。

王專家鎖門時轉身看見我，他似乎有點驚訝。「你怎麼還沒有下班，回去晚了當心沒有飯吃。」

「老師，我是來見習的，病人沒有看完，我自然不能下班。」我理所當然地回答。

王專家愣了一下：「你小子，看不出來啊！下午我休息，你不用來了。你從我這兒是學不到什麼東西的，明天你也可以不用來了。」說完，他很輕鬆地走了。

留下我在那兒發愣，「怎麼會遇到這樣的老師！不管他，明天我該來還得來。我就不信從你這兒學不到東西。」

回到寢室，同學們已經吃過了，正在興奮地討論上午看到的病號。而我的心情卻很低落，不想說話。只是捧著涼了的飯菜坐在一邊，沒滋沒味地吃著，聽著他們的討論。

隊長正在大談內科的李主任。「好傢伙，李主任真是我的偶像！今天上午有個病號剛走進診室，還沒有開口說話，他就吩咐我開胃鏡申請單，問過病號的姓名後，就讓他去做胃鏡了。真神啊！胃鏡報告就是胃潰瘍。我到現在都想不通為啥他就知道這個患者是胃病呢？」

「望而知之謂之神！看起來這個李主任的確有兩把刷子，有機會一定要見識一下。」我想。

王專家如何才能接納我？如何才能在兒科門診學到真正的本事？明天情況會不會好轉？

第二天早上，依然是七點半，我就等在了兒科診室的門口。沒有遲到的王專家看到我時，面無表情，只是打開門，讓我進去，一天的工作開始了。一切的診治過程和昨天相似，但是今天的治療費單子是我開的。又是忙到十二點半，沒有交流，我們各自回家。下午專家照常休息，我閒不住，跟著在藥房見習的同學，一起到藥房抓藥。

時間過得真快，開了一個月的治療費單子，觀摩了一個月王專家看病的過程。雖然他什麼都沒有講，但是我深厚的中醫理論底子幫助了我。我對於五臟六腑之「疳積」不同的臨床表現有一定的理解，也能夠對患兒的疳積做出正確的判斷，而王專家仍然是那副表情。

平時沒有病人時，我也會去看看那些藥罐子，有時候會把藥粉弄出來看看，聞聞，甚至嘗嘗，王專家沒有什麼反應，他只是一言不發地看著我做這些事情。

通過看、聞、嘗，一個月來大約一半的藥粉，我知道了它們的具體成分，山藥粉、茯苓粉、白朮粉、連翹粉、當歸粉、蓮子粉、石膏粉……。

慢慢地我習慣了這樣的上班模式，心情也平靜了很多，並且拒絕了隊長讓我到住院部見習的建議。我決定把這三個月的時間都用在兒科門診，反正每天下午我可以到藥房和其他的科室去學習。

和太爺一樣真正的中醫

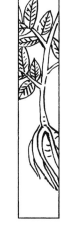

某天下午，在內科見習的同學回來後，說李主任今天下午要帶他到山上去認藥材，問我們有沒有興趣一起去。每次在門診看到和善的李主任都只是匆匆而過，沒有機會同他交流。現在有這個機會，當然不能錯過。

近距離的接觸李主任，他那慈祥的面容和溫和的微笑讓我不由地想起太爺來。李主任也是中醫學院畢業的，只不過是函授班，對於沒有能在學院正規學習，他心存遺憾。所以對我們這些中醫學院的後學，他有著殷切的期望。他希望我們的見習能夠有所收穫，也希望我們通過見習，能夠對中醫真正地產生興趣，所以他專門抽時間帶我們上山熟悉藥材。一方面可以和我們多些交流，另一方面也讓我們認識一些原生藥材。

一路上，李主任把他從醫多年的心得一一告訴我們，而通過他的講述，我更加堅信他是一個和太爺一樣的真正的中醫。

走到半山腰，李主任指著一株紫色葉子的植物問說：「同學們，誰認識這是什麼藥？」植株外形似薄荷，莖呈四棱形，有長柔毛，葉片為全紫色，聞起來沒有薄荷的清涼味道，但有種奇怪的辛香味。我撚了一片葉子邊聞邊想。

「薄荷！」一個同學已經迫不及待地喊出了心中的答案。

「不對。」李主任搖頭否定，他鼓勵地看著我們。

「紫蘇！」我接著說：「這是發汗解表、行氣寬中的紫蘇，蘇葉、蘇梗分開入藥。」

這藥在小時候太爺帶我上山採過一次，但許多年沒有去採藥了，居然不太熟悉了……。

接下來的時間更像一堂中藥學的臨床實踐課。車前草、小薊、大薊、白茅根、土大黃、何首烏、忍冬藤、路路通、麻黃……。一味味草藥的藥性、功效、歸經、最佳採集時間、炮製再加上臨床應用，李主任信手拈來，言語生動。讓我不由得想起了當年太爺帶我滿山採藥的情形，連平時一直抱怨中醫枯燥無味的幾個同學也聽得興趣盎然。

「這是什麼藥？」李主任指著一棵一人多高灌木問道。

大家都不說話，看著我，因為一路上看到的幾乎都是我所認識的藥材，大家便把目光集中在我身上，而李主任看向我的目光也多了幾分期待。

草質藤本植物，葉莖略帶白色，密生有節的長柔毛。我反覆在腦海中搜索，在老家肯定是沒有見過的，那麼書本上呢？似乎教科書上也沒有。我沒有一絲印象，只能搖搖頭。

「這就是白英，性寒，味甘，有小毒。功效清熱解毒，利濕消腫，抗癌。這可是抗癌的良藥！配伍蛇莓、龍葵、白花蛇舌草等藥，用於肺癌以及胃腸道癌腫的治療。可惜啊！這麼好的藥沒有人採集，現在藥房裡用的大部分都是人工種植的藥材，原生藥材生長周期長，產量小，採集慢，所以價格偏貴，醫院不願意採購，而人工種植的藥材常常為求速生而忽略了品質。有時候為了給病人治病，我會親自上山來採藥，但限於精力，只能幫幫那些大病和重病人……。」

李主任的一番話，讓我沉思良久。隨著市場經濟的衝擊，急功近利者日多，野生藥材品相不好，不夠壯實，且採集不易，有時候採藥連工錢都掙不回來，所以人工種植越來越多，收益是高了，但藥效卻下降了。國家應該制訂相應的制度來規範中藥材品質的管理，保障人民用藥的安全和有效。

今天，我治療癌症病人仍然會用到白英，而每每此時，我都會想起慈祥的李主任。再看看國家現在實行的GAP（中藥材生產品質管制規範），我不由感嘆：國家正在為中藥種植標準化努力，而我們學中醫的人，對中醫的研究豈能放鬆和懈怠！

在返回的路上，我想起了隊長在見習第一天遇到的胃病患者，就忍不住問起李主任：「為什麼在患者一進門就知道應該讓他做胃鏡呢？」

李主任笑著說：「這個並不難，這就是診斷學四診中的望診。患者一進門，右手捂住上腹，鼻頭色青帶黑，自然要考慮慢性胃病！」

我點頭不已，望診的重要太爺早就教過我，但是我還是不能熟練運用，看起來以後要多加練習了。回到寢室，我把下午李主任所講的，我所不知道的都記在了筆記本上，太爺說過好記性不如爛筆頭……。

被迫學醫的王老師

每天早上，我都會在七點半準時出現在兒科門診診室前。慢慢地，王專家不再面無表情，他會在忙碌時讓我幫忙配藥。按著他的指示，我在不同的罐子弄出不同分量的藥粉。雖然依舊有幾種藥粉我不知道是什麼，但比起最開始的毫無頭緒，現在我已經有所領悟了。

有一天上午意外地不是很忙。我和王專家相對默然。我翻著書，王專家看著我。他突然間開口問說：「你真的那麼喜歡中醫？這麼久還能堅持下去？」

「是啊！我太爺在我四歲的時候就開始教我學中醫了，我的理想就是當一個好中醫！」

「我跟你不一樣，我並不想當個醫生，只不過我家世代行醫，到我這一輩，就我一個傳人，所以老爺子逼著我記下了祖傳的祕方。不過也幸好靠它，我能混碗飯吃。我沒有上過幾天學，現在在醫院上班，也是因為在當地小有名氣，醫院聘我每天來坐半天診。看到你，我覺得很有意思，我沒有想到有人會這麼喜歡當醫生。對了！你將來不會留在我們這裡上班吧？」

「應該不會，我的理想是回老家當醫生，能夠為老家的病人治病。」

「那就好，說實話，我挺欣賞你的。我的方子，你也偷得七七八八了，小子！你還挺厲害的。」

我不好意思地笑笑。說實話，在這兒待了快三個月，除了幾味藥粉還不太清楚外，其他的藥粉及治療時各自的比例，我已經記下來了。假以時日，我想我應該可以靈活地應用了。

「告訴你吧，你所嘗不出來的那幾味藥粉，都是複方的，所以你的舌頭還是不夠靈啊！不過好人做到底，我今天把那幾種複方成分告訴你。不過，你可不要來搶我的飯碗啊！」

我有些詫異了，我不知道該說些什麼。王老師一直知道我在「偷師」，但一直什麼也沒有說，現在還要把祕方告訴我，我覺得我有些誤會他了。

「小子，我老爺子知道我不是學醫的料，臨死都閉不了眼，他遺憾我不能把祖傳的方子發揚光大。說實話，我也就是個照方抓藥的江湖郎中，也只能靠祖傳的方子混碗飯吃，把祖宗的東西發揚光大還要靠你們這些讀過書的大學生，所以我把方子給你，不光希望你運用於臨床，也希望你能深入地研究它……。」

在兒科門診的最後一段時間，王老師開始系統地指點我，幫我將偷師所得的零零碎碎的東西，完整地串在一起……。

在見習返校的路上，回頭望著我待了三個月的中醫院，心裡真是思緒萬千，除了感慨，更多的是不捨！捨不得慈祥的李主任，也捨不得被迫學醫的王老師，還有這裡的山、這裡的水、這裡的病人……。

中醫人員懂醫不懂藥、藥學人員懂藥不懂醫，
這種情況十分普遍，藥學雖然沒有醫學複雜，但這裡面又是一番天地……

第十三章

懂醫不懂藥，如何辨證用藥？

大學四年級下學期，大部分課程都已結束，同學們都在為大五的實習做準備，為能分配到好的實習醫院而做努力，而我心裡總覺得少些什麼。雖然四年來，中醫、西醫課程各學了幾十門，但中藥的炮製太爺沒有教我，學校也沒有教；還有中藥製劑學、中藥鑒定學這些中藥專業主修課程，我們學中醫的都未沾邊。難道作為一個中醫大夫，就沒有必要學習這些課程？

中藥的現代化，不能不懂！

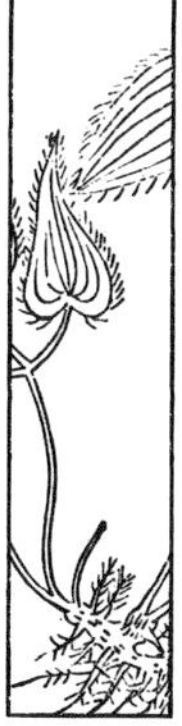

在朋友的引見下，我見到了中藥教研室的陳教授，陳教授給我的第一印象是智慧型的人

物。交談中我談到了目前中醫系所學的課程，和我的一些想法。陳教授十分肯定地說：「目前中醫的培養方式確實存在一些問題，中醫人員懂醫不懂藥、藥學人員懂藥不懂醫，這種情況十分普遍，藥學雖然沒有醫學複雜，但這裡面又是一番天地……。」

我說：「那我可要拜您為師了！」

「這拜師酒你可得先請！」朋友說道。

「如果你想學，我借幾本書你回家看看，不懂的可以問我，酒就不用請了！」陳教授一邊說，一邊給了我兩本書，一本《中藥製劑學》，一本《中藥鑒定學》。

「中午我請客，一起吃個便飯！我這個學中醫的也正好向您多請教中藥專業的問題！」我一邊接過書，一邊說，同時給朋友使了個眼色，希望他幫忙說話。

我們一行三人來到食堂，在二樓學生餐廳的包廂，叫了幾個小菜和幾瓶啤酒。陳教授喝了口啤酒，開始講起了中藥現代化。

「由於湯藥入口很苦，病人難以下嚥，改變中藥的入口問題，一直是藥學研究人員關注的問題。在口感良好、療效增加、副作用減少的總的指導下，中藥現代化取得了很多成績。古人將藥材粉碎後加上蜂蜜，做成蜜丸，就是一種辦法。現如今就粉碎技術而言，就有了質的飛躍，超微粉碎技術①能使藥材粉碎達到細胞級，藥物的有效成分能夠得到徹底釋放；微粉後製成

①超微粉碎技術是採用超音速氣流粉碎或冷漿粉碎等方法，過程中不會產生局部過熱現象，甚至可以在低溫狀態下進行，速度快，瞬間即可完成，因此可以最大限度地保留粉碎體的生物活性成分，利於製成高品質產品。

蜜丸，療效也有很大的提高……。」

陳教授看中醫系的我們對藥學有這麼好的興趣，繼續說：「由蜜丸改進成濃縮丸，不僅改變了傳統蜜丸粗、大、黑的特點，服用量也減少了，達到了服用方便、口感良好、療效增加的特點，糖尿病人也可以安心服用；還有顆粒劑，不用煎煮，開水直接沖服，給患者服藥帶來很大便利；β－環糊精的包合技術②，將有異味或易揮發的成分包合起來，既改善了口感又增加難溶性藥物的水溶性、增加藥物穩定性、提高藥物生物利用度、降低藥物的毒副作用；還有中藥透皮吸收增強劑的研究和運行，增強了外用藥物的利用度，臨床療效也得到了提高……。」陳教授如數家珍地談論著中藥現代化，讓我的視野大大開闊。

「可是據我所知，中藥成藥的品質控制一直是個很難解決的問題？」我插言說道。

「你說的沒錯，現在為了使中藥成藥的品質可以控制，品質標準更具有科學性，目前的指紋圖譜技術，正好可以解決這些問題……。」陳教授描繪出一幅中藥現代化的美麗畫卷。

我心裡一直有困惑，中藥的粉碎技術、除味技術、增強吸收技術都在取得成績。那有沒有想到整體提取中藥中的生物場，而不是分離提取中藥中的單體成分。中藥材中也應當有整體觀，也應當有陰有陽，「孤陰不生、獨陽不長」，藥物提取到單體成分後，藥物的偏性

②環糊精包合技術，包合物是一種分子的空間結構中全部或部分包入另一種分子而成，又稱分子膠囊。環糊精由於結構具有「外親水，內疏水」的特殊性及無毒的優良性能，可與多種客體包結，採用適當方法製備的包合物能使客體的某些性質得到改善。

肯定發生了變化，那中醫的辨證用藥又如何體現呢？

我得好好看看這些書籍——我暗下決心。利用一切可以利用的時間，很快看完了陳教授給我的兩本書。對膏劑、糖漿劑、膠囊劑、丸劑等都有了大體的認識，但要製出成藥來，還是沒把握，況且很多問題還不明白，這裡面的學問還很深。於是在周五下午，我找到陳教授，想向他請教一些問題。來到他的實驗室，陳教授正在教學生使用高效液相③，看我過來，非常高興。

「書看得怎麼樣？」

「看完了，不過疑問很多。」

「說說看！」陳教授安排好學生，將我帶到隔壁的辦公室。

「一個擬定好的處方，如果要製成濃縮丸，生產工藝中一部分藥材需要提取其浸膏，一部分藥材需要粉碎，這其中什麼藥材提取、什麼藥材粉碎，如何確定呢？」

「嗯！書你還是看進去了！一般情況下，成分容易破壞的和容易揮發的藥材就粉碎，粉性足的藥材也可以選擇粉碎！這些都不是絕對的，還要看什麼處方，最終製成多少成品！比如：六味地黃丸中山茱萸一部分煎煮提取浸膏，一部分與山藥粉碎成細粉；三黃片處方中一半大黃粉碎成細粉，剩餘一半大黃乙醇（俗稱酒精）加熱回流提取。」陳教授邊講邊用手比畫，我是學中醫的，看來把一個有些複雜的問題三言兩語給我講清楚，的確有些困難。

③高效液相色譜法（high performance liquid chromatography，又稱高效液相層析，簡稱HPLC），有時候是指高壓液相層析儀，是在生化和分析化學中常用的柱層析儀，廣泛應用於化學和生化分析中，常用於醫藥品、化學、環保、生命科學與食品工業的研究上。

「這樣吧！我只要有實驗就叫你過來幫忙！你也可以理論結合實際，邊操作邊學習。如果今後到大醫院上班，製劑學基本上可以不用學，但如果你到社區醫院上班或者自己開業，學習中藥製劑學和中藥鑒定學是非常有用的。」

「書上得來終覺淺！今天正好我在搞一個膏劑的小試，你過來看看……。」

陳教授給我講解真空濃縮提取浸膏的過程，從來沒有接觸過浸膏是什麼東西的我，看到黏黏糊糊的浸膏，總誤認為是糖漿。陳教授一邊糾正我的錯誤，一邊講浸膏和糖漿的區別。在他看來中藥系絕對不會出現的問題，在中醫系身上出現了，看來中醫專業學習一些基本的中藥專業知識還是很必要的……。

中藥材的鑒別，不能不會！

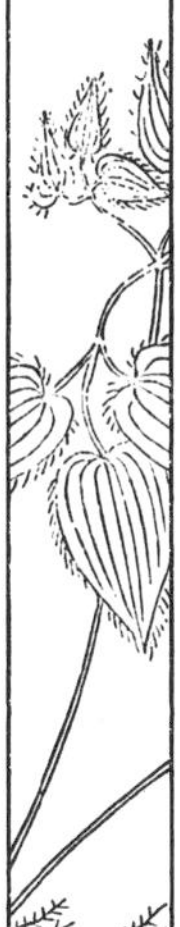

再接下來的兩個月裡，只要有實驗，陳教授總打電話給我，讓我過去觀摩，有時也幫些小忙，動手操作操作，從製作艾條到蜜丸、濃縮丸的加工，還有膠囊填充板的使用等，陳教授手把手教我，同時只要有機會，他就給我講中藥材的鑒別。

「中藥材可以從形狀、顏色、氣味、表面、質地、斷面來鑒別，傳統的鑒別方法有：一看、二聞、三嘗，還有水試、火試。通過這些辨法，基本上都可以鑒別出真偽來！」

「不同的藥材，往往有其獨特的外形，而且這些『外形特徵』一般較為固定。如野山參『蘆長碗密棗核蘆，錦皮細紋珍珠鬚』，黨參『獅子盤頭蘆』，黃連形如『雞爪』，天麻頭如『鸚哥嘴』，防風根頭如『蚯蚓頭』，海馬則是『馬頭蛇尾瓦楞身』，粉防已形似『豬大腸』等，皆取其形。觀察藥材性狀時，如係乾燥、皺縮的全草、葉、花類等藥材，應先用溫水浸泡，待其展開後再觀察……。」

「各種藥材多有不同的顏色。如黃連、丹參、紫草、烏梅、青黛、白芷、紅花、金銀花、黑白丑，皆取其色也。藥材不同、加工方法不同、貯藏時間不同，都會影響藥材的顏色……。」

「氣味包括氣和味兩方面，含揮發性物質的藥材，多有特殊的香氣，如阿魏、丁香、魚腥草、敗醬草、雞屎藤，皆有嗅之難忘之氣；對氣不強烈的藥材，可將其切碎或用熱水浸泡後再聞。而辨別藥味則需口嘗：烏梅酸、龍膽苦、肉桂甘辛、乾薑辛辣、細辛麻等。口嘗藥材時，至少要嚼一分鐘，才能準確嘗出味道；對具刺激性及有毒的藥品不能口嘗太多，嘗後立即吐出，並嗽口、洗手或嚼食甘草等，以免中毒……。」

「檢查藥材表面是否光滑或粗糙，有無皺紋、皮孔或毛茸等。如白頭翁根頭部的白毛（葉柄殘基），羌活環節緊密似蠶，金毛狗脊表面密生金黃色毛茸，白芷有唇形皮孔等，都是重要的鑒別特徵……。」

「質地指藥材的堅硬、鬆軟、致密、黏性、粉性等特徵。如南沙參因質地泡鬆而稱為『泡沙參』，粉性強的有粉葛根、天花粉、山藥等，質堅硬者如穿山龍、鬱金……。」

「藥材有易折者，有不易折者。自然折斷之斷面，有粉性者，如山藥；有纖維性者，如黃耆；有膠絲相連者，如杜仲；有平坦而粉性者，如牡丹皮。不易折斷，或斷面不平坦者，可用刀橫切之後觀察，特別是切製的藥材飲片，切面的特徵更顯重要。如廣防己之『車輪紋』，烏藥、羌活、黃耆之『菊花心』，川牛膝之『筋脈點』，山柰之『縮皮突肉』，茅蒼朮之『朱砂點』等，都是形象的鑑別特徵……。」

「火試、水試是中藥傳統的經驗鑑別方法，具有簡單易行、迅速可靠的特點，利用某些藥材用火灼燒後產生的特殊現象，如氣味、顏色、煙霧、響聲等；或是在水中的變化，如顏色、形狀等進行鑑別。」

「對一些外觀形狀、顏色相似的中藥或是摻偽品，利用火試、水試的鑑別特徵，就非常容易識別其真偽優劣……。」

「如沉香燃燒時發出濃黑煙，香氣濃烈，並有較多油狀物滲出；若香氣弱，有松脂樣氣則為偽品；水試法入水後沉入水或半沉入水，偽品則不沉入水。將蘇木投入熱水中，水呈鮮豔的桃紅色，加醋於水中變成黃色，再加鹼又變成紅色。海金沙易點燃發出爆鳴聲，並有閃光，無灰渣殘留，若有殘渣則為摻偽品；水試質輕，漂浮於水面上，稍靜置並晃動也不下沉，若有沉澱或水變色混濁則為偽品或摻偽品……。」

「青黛用微火灼燒，有紫紅色煙霧產生，若無煙霧則為偽品或摻偽品；放入水中，漂浮於水面不下沉，水溶液無沉澱，若有下沉或有沉澱則為偽品或摻偽品……。」

「蒲黃火燒易燃，若摻偽則易熄滅；放於水中漂浮於水面，水不染色；若水顯混濁又變色，水面部分沉入水底或在漂浮物中可見纖維狀物則為摻偽品。」

「菟絲子用熱水浸泡，表面有黏性，摻有雜質的可用肉眼直接看到；加熱煮沸五到十分鐘，則可見白色捲曲狀絲狀物，形如吐絲；若質堅，煮沸無變化則為偽品。」

「紅花浸入水中，水染成金黃色；若有沉澱或有油狀物，或水液有甜味，則為摻偽品。」

「黃芩放入冷水中稍振搖，水色無明顯變化，若水色立即變黃，則為摻偽品或偽品。血竭④少許置白紙上，用火烘烤熔化，則有黑色痕跡殘留；取顆粒直接燃燒則發出黑煙，並有嗆鼻氣味（苯甲酸氣味）；若在白紙上為紅黃色、有擴散的油跡或燃燒具松節油氣則為偽品。秦皮加熱水浸泡十分鐘，浸出液在日光下可見碧藍色螢光，若無螢光則為偽品。冰片燃燒時產生黑煙或濃黑煙，若不易燃燒或不燃燒則為摻偽品或偽品……。」

陳教授就這樣將自己豐富的知識慢慢教給了我，我唯一能報答的就是做一個懂醫而又懂藥的好學生！

④血竭為棕櫚科植物麒麟竭（Daemonorops draco Bl.）果實中所滲出之紅色樹脂製作而成的加工品，又稱龍血竭。可研作粉，入丸散中用，是中醫的一種中藥。血竭多以粉末狀食用或塗抹在傷口上，用藥期間最好不要與酸性或鹼性的食物混用，否則會影響藥效。此外，血竭具有活血散瘀、定痛、止血生肌的功效。

為藥材品質把關，不能不做！

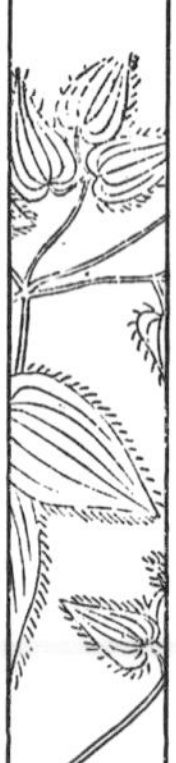

幾年後的今天，當我運用當年陳教授教給我的知識鑒別中藥材時，才發現中藥材的確存在很多品質問題。

■通草：摻假者多，能買純正的很少。摻假多用明礬、加重粉（硫酸鎂）泡通草，然後曬乾；摻假的通草質地發硬，味道有的澀、有的無味。為了躲避識別，摻假者甚至將摻假的通草切成小段或碎段，摻在正品中出售。

■製首烏：摻假者將紅薯切成小方塊，加工成黑色曬乾，口嚼時有焦糖味、紅薯味，此為紅薯乾。圓片形的假製首烏，是摻假者用大黃加工而成。

■白附片：摻假者用紅薯或土豆加工成形狀相似的片形，曬乾熏漂而成。鑒別：一看，假的藥材周邊有明顯的刀切及加工的痕跡；二嚐，假的白附片無麻口味，為紅薯味。

■羌活：摻假者用東北產的馬尾獨活，切片加工而成。鑒別：真品有菊花心，油性足，有特殊的香味。採購時最好進原藥材（沒有切片的羌活），用時隨手切一下就可以了。

■當歸：切片的當歸，經常見到摻獨活片。凡片形大，色白，味甘者多為獨活。

■延胡索：延胡索個子摻假少，摻的多是大小差不多的砂石。延胡索片摻假很多，多為山藥種子切成兩半，加工後摻入。有的為了防止辨別，直接將摻假的延胡索打成粗粉出售。

■海金沙：摻假者將建築用的紅磚打成細粉摻入，當我用水試法鑒別時，水下一層紅磚粉，的確讓人很痛心，患者原本是想治療結石，結果服用的卻是細砂粉。

■白芨⑤：切片白芨很多摻假。質地疏鬆的，為發芽長苗後剩下的白芨母體，藥力達不到。

鑒別：口嚼後有無黏牙感，真品非常黏牙，假的不黏牙。

■半夏：黃柏煎水煮元胡，最後用礬製，這就是造假。凡個體偏大，大小均等者大多為延胡索加工而成。

■沉香：假的也很多，用枯木噴上沉香油就是所謂的沉香了。

■茯苓：造假者用澱粉加工而成，鑒別時用開水煮，很快糊湯者為假貨，真茯苓很難煎透。

■菟絲子：摻假者用蘇子代替菟絲子。鑒別：用放大鏡觀察，每粒菟絲子上均有肚臍狀的凹陷，假的沒有；用水煮，可以觀察到菟絲子吐絲發黏。

■五味子：造假者將未成熟的野生葡萄（產量很大），曬乾後染色而成，充北五味子。

■威靈仙：市面上出售的，切成段的，大多是假貨。真的威靈仙鐵骨錚錚，假的根系發軟。鑒別：找到正品的根頭部，仔細觀察，再看混雜的細段，就知道假的含有多少了。

■柴胡：摻假手段太多，其中我見過的有摻柴胡的莖（含量較低）、摻泥土（柴胡水洗時可以洗出大量泥沙）、摻向日葵的稈（切成細段摻入）、摻棉花梗……。

■龍骨：市面上出售的龍骨很多是假的，真的很少。造假者用石灰加礦物粉製成骨頭模型，煅燒成型後，打碎，充龍骨。

■龍齒：假貨有多少，賣藥人最清楚了。

■桃仁：細心觀察，經常會碰到假的，有的甚至全是假的，摻假者用杏仁當桃仁，大杏仁

⑤《康熙字典》：「《本草》：白芨，葉似初生櫻苗，開花長寸許，紅紫色，中心如舌，七月實熟。陶弘景曰：可以作糊。本名連及草，或作白及，或作白給。」（頁0948）

基本上都當桃仁在賣。兩者的鑒別要點：杏仁一頭大一頭小，形如心，桃仁兩頭相差不大（相對於杏仁而言），我簡稱「二愣子」。

- 川牛膝：大多用牛蒡根摻入。
- 鹿角霜：有的用假龍骨敲碎後當鹿角霜出售。
- 豬苓：由於價格偏貴，造假者經常加有加重粉。
- 龍膽草：摻假者用牛膝須切成段加入，看到這裡，想想四大苦藥之一的龍膽草，它居然是甜的！
- 砂仁：好的砂仁為陽春砂，摻假者將其他劣質的砂仁摻入，陽春砂呈圓球形，紡錘形的含量很低，達不到效果。
- 烏梅：純真貨比較少，摻假者用野生的毛桃，通過醋泡後曬乾摻入。
- 全蟲：摻鹽、摻加重粉的很多，一公斤全蟲，摻了四百到五百克鹽，能有效嗎。
- 穿山甲：俗稱甲珠，摻鹽或加重粉。本人做過實驗，將二百克甲珠水泡洗後曬乾，只剩下一百一十克了，也就是說摻了百分之四十五的鹽和加重粉。哺乳期婦女還真不敢用這樣的貨！
- 皂角刺：俗稱天丁，市場上很多用野薔薇的莖切成段（上面有短刺，黃亮色），長瘡的患者用一百克也沒用！
- 吳茱萸：假的為一種形相似的植物種子外殼，具體是啥我也不清楚，只知道嚼在口中沒有味道。某家三甲醫院的老中醫開吳茱萸湯，吳茱萸從十五克用到五十克，患者病情依舊。老中醫還以為自己辨證錯誤了，患者將藥拿到我這裡代煎，我發現裡面的吳茱萸全是假的。

■海馬：肚子裡究竟裝了多少東西，掰開後才知道。

■黃芩：將野外的樹根（細的）切成段，染色後充野生黃芩。鑒別：真黃芩用水揉搓後，其色不退；假的揉搓時水變成淡黃色，最後藥材發白，成樹棍。

■生地黃、熟地黃：只需放在口中嚼嚼，就知道它含有多少泥砂了。

■蟬蛻：造假者將泥漿水泡蟬蛻後曬乾，讓蟬蛻腳和殼裡面沾上泥頭，增加重量。

■白朮：用土炒或麸炒都可以，但白朮因含水量高，炒後焦黃色，斷面焦黃。一般一公斤只能炒到〇・七公斤左右。藥商為了防止炒後減重量，炒得很淺，用焦糖染色，表面焦黃色，斷面白色！

■仙茅：造假者用細白芍根，燜黑後，加工而成。

……。

如今，我每天都在運用陳教授教給我的中藥鑒定方法，沒有這些知識，我還真的無法為病人把好藥材品質這一關。

冬天，我建議病人服用膏方治療慢性虛損病時，就會想起陳教授當初手把手教我製膏劑的情形來。他嚴謹的治學態度，讓我終身受益！真的很感謝陳教授！

第三部 行醫之路

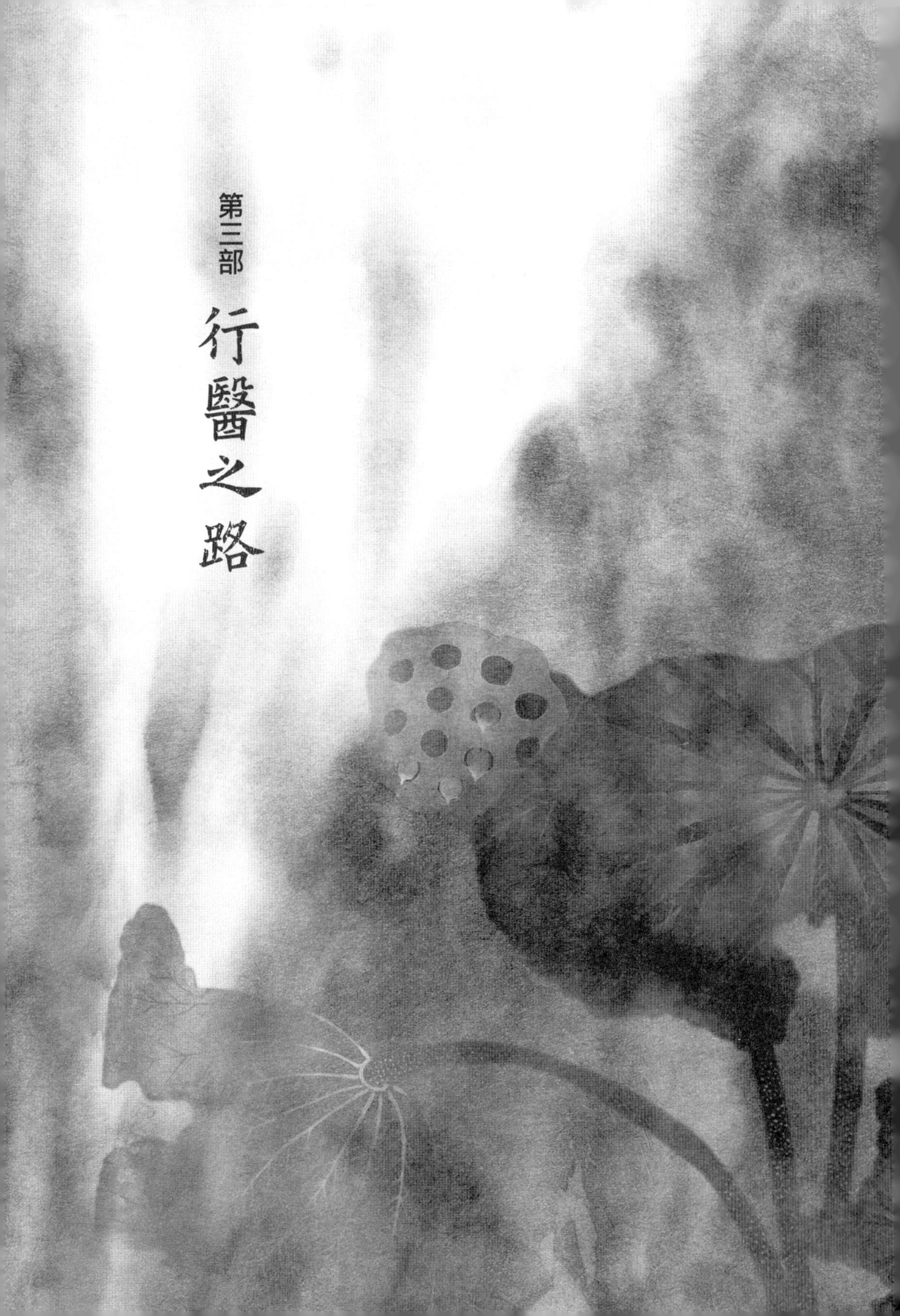

第十四章

那是我第一次被自然界的偉大所震驚；
我找到的不單單是葛根，而是我心目中的中醫的根；
那也是我第一次深深體會到神農嘗百草的艱辛……。

哪來的新鮮藥材？

一切如計畫般進行，沒有任何波動。

大學第五年，我們正式進入了臨床實習，我並沒有像其他同學那樣努力爭取留在省城實習，而是選擇了離學校最遠的一個實習點。那是省城西部的一個山區城市，我一直認為中醫的根在基層，在我的潛意識裡總想尋找「中醫的根」！

採藥人老張

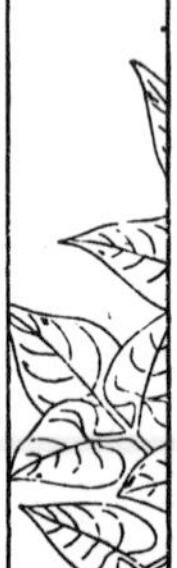

第一次到離家很遠的地方，第一次乘坐長途火車，第一次正式與臨床親密接觸，這次實習包括了我人生中的許多第一次……。

帶著父母和老師的反覆叮囑，我們這個人數最少的實習隊出發了。夜行的火車穿過了一個又一個山洞，很快我就迷迷糊糊地睡著了。細雨濛濛的早晨，我們到達目的站。出站後，租輛小貨車把行李拉上，站在小貨車的後車廂，一路涼風將我的睡意和疲勞都吹散了，被雨打濕後的空氣顯得格外的透亮、格外的清新。

這座城市呈狹長的帶狀，兩側的高山圍繞著中間的城市，城市有兩條主幹道。實習醫院所在的幹道一旁是一條河，水泥的河道顯然經過整修，河水很淺但極清。河岸的兩側都修建了花壇，每隔五十米左右就有一個歷史人物的雕像或者童話寓言故事雕像……。美麗的城市，細雨濛濛的早晨，再加上一個「尋根」的我，感覺非常愜意，我一下子就喜歡上這個城市！

實習醫院是一所綜合性三甲醫院，無論規模還是基礎設施，見習醫院都不能與之同日而語。但是對於學中醫的我們，能夠選擇的中醫實習科室只有中醫科和中西醫結合科，委實少了些。於是我們大部分的實習科室都是西醫科室，這種實習方式與想像中的有很大的差異。

綜合性醫院的中醫科我從來沒有待過，但現在每天在中醫科的住院部跟著主任們查房，總覺得缺些什麼。查房時主任所講的基本上都是西醫內容，只是針對每個病人在結尾時補充一句：「這個病人可以打打丹參，改善改善血液循環！」

「這個病人可以打打黃耆，補補氣，提高一下免疫力！」

丹參、黃耆成了萬金油，幾乎所有病人都在用。切脈的場景少見，中醫的辨證分析過程幾乎不講，傳統的中醫在這裡被濃縮成大病歷裡一段格式化的辨證分析，中醫已經被西醫化，我有些無奈卻無力改變，我後悔當初實習地的選擇了，但很快我就開始慶幸！

醫院門前的河道是個小市場，各種各樣的商販集中在此，周末是最熱鬧的。周末我最喜愛的休閒就是逛逛賣草藥的攤位。藥農們將藥材擺出來出售，由於附近就有大山，這裡藥材幾乎都是藥農自己在山上採來的野生原藥，生長時間長，非常有特色。

一個五十多斤重的天花粉足足有半人高，當時我還以為是樹樁，藥農說是天花粉，我心裡大吃一驚。湊近了仔細看，果然是天花粉。好傢伙，這傢伙夠大的！小時候在太爺的帶領下，挖的天花粉也只有紅薯大小！還有七八斤的何首烏、盤子粗的雞血藤、篩子大的靈芝……。這大山可真是寶地啊！

有一家藥攤與眾不同，也吸引了我的目光。別家的藥都是整個賣，而他的除了整個的樣本，大部分都是切成小片狀的藥材。我好奇地走過去與他攀談。

「藥材是用來治病的，你看，那麼好的天花粉整個出售，一個就要賣幾百塊錢，真用它治病的老百姓不會買，一則貴，再則也不能用單藥治病，多餘的就浪費了。藥材是救人的，不是古玩家們的收藏！」

「所以您就切開了賣？」

「是啊，切開了，病人想買多少買多少，雖然掙錢少些，但是能讓生病的人吃上好藥！」

「藥房、醫院、診所這些地方可以買整的回去加工切片賣啊！」

「太貴了，你想整個天花粉賣幾百塊，再切片曬乾什麼價了。這整個的只是賣給那些收藏的人回家觀賞！」藥農樸實的話語讓我備感親切。

我不由仔細打量起來。衣著樸實的中年人，面色黝黑，面容像他的衣飾一樣並不起眼，布滿老繭的雙手應該是常年採藥的痕跡。一番交談之後，藥農老張知道我是中醫學院的學生，他馬上興奮起來。

「乳腺增生書本上有沒有講咋治啊！」

「乳腺增生這是個西醫診斷啊！」

「是啊，我老婆前陣子到醫院檢查說是乳腺增生，花了不少錢也沒有搞好，我想弄點中藥給她吃，但又不知道中醫咋治。」

「乳腺增生中醫診斷乳癖，治法當從肝胃入手，乳頭屬肝，乳房屬胃，調理肝胃氣血，應該可治。」

老張似乎有些失望：「那用什麼藥好呢？」

「你就用逍遙散作為主方，加上全蟲、三棱、莪朮、生牡蠣、海藻、昆布應該有效。」老張一邊聽，一邊在一本破舊的厚本子上作紀錄。

老張的行為讓我吃驚和好奇！一邊聊著，一邊看著老張賣藥，時間過得很快，轉眼就近中午了。小小的藥攤前還有好幾個買藥的人，看起來老張是沒有時間去吃飯了。我到附近買了幾個燒餅，拿過來和老張分食。老張也沒有推辭，看來也是真餓了。我們兩個就坐在小攤前邊吃邊聊。中午時分沒有什麼買藥的人了，老張就講起他的故事。

老張是附近縣裡的人，自小就患一種怪病。每隔兩三天就渾身脹痛，疼起來在床上打滾都來不及，中醫、西醫看了個遍，也說不出個所以然來，藥吃了幾年不見好。十歲那年，村裡來了個道士。道士看了老張一眼，就說這娃先天不足，經絡狹窄不暢，跟家人只有十五年的緣分，想要保命，只能修道。老張的父母捨不得獨子遠行，又不忍看著兒子日復一日的痛，就哀求道士尋個萬全之策。道士沉思良久，說了個敲打經絡的法子。當晚正好老張病發，道士用個光滑的木棍用力打老張周身，從上到下打個遍。說來也怪，打一打，老張反而不疼了，只是身上起了很多包，第二天包消了也沒有什麼痕跡。道士臨走前叮囑老張，不論颳風下雨，每天都要打上一遍，方能保性命。老張的父母千恩萬謝，道士卻嘆了口氣說：「你們不捨得兒子，最終你們要離兒子先去！」

「十五歲那年，我父母親均無疾而終。」老張接著說：「幾十年過去了，我每天仍然在敲打周身經絡，再也沒有發過病，身體一直都很好。這些年，我也收集了很多單方、驗方，也給人治了很多病，但是總想著能找到當年的道士，拜他為師。前幾年聽說道長就在這附近的山裡，我就搬過來了，一邊採藥，一邊繼續尋找。」老張的話裡既有幾分嘆惜，又有幾分成就感！

神龍架山的傳奇藥草

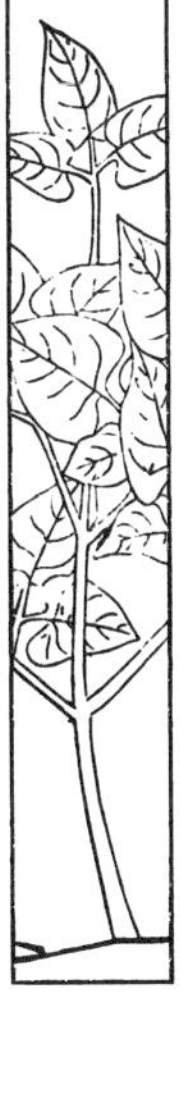

「最近幾年，我走遍這周圍的溝溝凹凹，嘗過數百種藥材。有次摔在山溝裡，以為自己死了，可躺了三天，醒來還活著，也許道士傳授的敲打經絡法救了我。你看，這些藥都是我在神龍架的深山裡採的。」

「這些都是些什麼藥，治什麼的？」我看著眼前不認得的藥材，忍不住發問了。

「這叫開口箭，藥用部分為根莖。秋季採挖後切片曬乾，可是治療慢性咽炎的好藥啊！」

「你看，這個是九連環，當地人稱地苦膽，味道非常苦，書本上叫金果欖，是治腸胃炎症的好藥。」老張如數家珍，一個個講了起來。

「這是上山龜，是治肝腹水的；這是血三七，治跌打損傷……。」

老張停頓了一下，「來，看看神農架的四寶：文王一枝筆、七葉一枝花、江邊一碗水、頭頂一顆珠。」

「咦，名字好奇怪啊！」我感歎道。

「這可是有故事的。傳說當年周文王過神農架時，對神農架的景色讚不絕口，於是一邊飲酒賞景，一邊吟詩作畫，批閱公文，醉後不慎將筆失落山崖之下，從此山下就長出了這種奇藥。」

「關於江邊一碗水，也是有故事的。不過這個故事可是與我們中醫的老祖宗神農有關了。相傳有一次，神農在崖邊採藥時，腳底下的石頭鬆了，嘩啦一聲，滾下深溝，摔了個半死。等他清醒過來，覺得渾身疼痛難忍，口渴得要命，想喝點水，卻又動彈不得。後來他勉強掙扎起來，爬到溝邊，只見溝中流水渾濁不堪，腐草爛葉在其中散發出一陣陣臭味，令人作嘔。神農嘆了一口氣，轉眼一瞧，但見溝邊生長著幾棵像荷葉一樣的藥草。他爬過去一看，裡面盛著清亮亮的露水。神農趕忙捧著葉兒一氣喝個乾淨，頓時覺得身上的傷痛輕了許多，恢復了元氣。神農大喜，仔細把那荷葉形、開小白花的藥草嘗了一遍，傷勢立刻痊癒。於是，神農就採下這種救了性命的藥草，給它取了個形象的名字叫『江邊一碗水』，同時也記下了它散瘀活血、止血止痛和可治跌打損傷的功能。」

「沒想到還有這麼美麗的傳說啊！」

「是啊，神農架的許多草藥都有傳說，這四寶更是具有傳奇色彩……。」

老張侃侃而談，那些中藥故事把我這個地地道道的中醫學院本科生聽得心曠神怡，看來有機會我一定要到神農架去看看。下午臨別時，老張告訴我他還有一個固定攤位，平時不進山就在那邊擺攤，讓我有空找他聊聊……。

第二天中午，我把我的《中醫基礎理論》拿給老張看。老張興奮地兩眼發亮，十分激動地說：「這本書我一直想看，但又買不到，太謝謝了！」

那時候不像現在，教材在普通書店一般買不到。看到老張這麼開心，我說：「那把這本書送給你好了，回去後我再到學校教材科去買。」

「我學中醫是半路出家，沒有中醫的基礎理論，所以很多東西想不通，有這本書，太好了……。」

在回來路上，我想起見習時的王老師，再想想老張，心裡沉甸甸地。一個不想學醫，但被逼著學醫；而另一個想學醫，卻沒有機會正規學習，只能自己摸索和嘗試……。我們身邊還有多少個這樣的王老師和老張啊！

第一次熬製黑膏藥

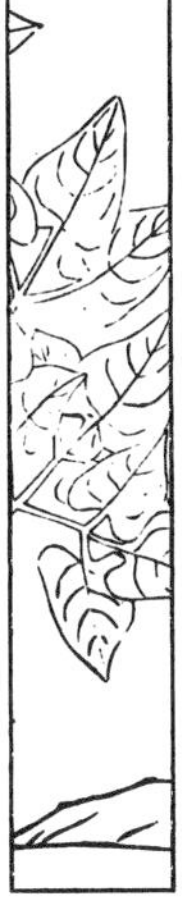

在以後的半年裡，只要有空，我就到老張那兒坐坐，看看他剛從山上採來的新鮮藥材，聽聽他講講山裡的見聞，一同交流一些病的治法，老張也會給我講講他收集的那些確有療效的單方、驗方。對老張單方和驗方的療效我存有幾分懷疑，但很快事實便讓我心服口服了。

有次我牙痛得厲害，不方便煎中藥喝。牙周靈、牙周康都吃了也不管用，去找老張聊天時無意中說起。他站起來就倒了些藥酒在藥棉上，讓我含在痛處，保證一分鐘就好。我半信半疑，含著藥看著錶，真的不到一分鐘，牙就不痛了。

老張嘿嘿笑著問：「咋樣？」

我故意逗他：「不咋樣，牙不痛了，牙床麻得不行！」

「不可能，我試過的。」老張一臉認真，準備弄個藥棉到自己嘴裡。

「好了，真的不痛了！也不麻，我騙你的！這是啥藥呀！賽過度冷丁①啊！」

老張壓低聲音說：「這可是個好方兒，用新鮮七葉一枝花配松香泡酒。」

「就這？」

「就這！」老張肯定地說。

從那以後，我都會把老張告訴我的單方、驗方認真地記在筆記本上，如同老張把我告訴他的一些用藥心得記下來一樣。

老張的藥攤上總擺了一隻搪瓷碗，裡面是些黑色的乾乾的東西，也不知道做啥用的。有一次看見老張挖了些碗裡的黑東西，放在火上烤化後，黏在牛皮紙上給病人療瘡，我才知道那是膏藥。老張說這是萬應膏，幾年前配的，專門用來治療毒瘡，效果不錯。

「這東西好配嗎？」我問道。

老張說：「不好配，關鍵是藥材不好配齊，這還是幾年前配的，就只剩這些了，過幾天我還要再配一批。」

「你熬過黑膏藥嗎？」

「沒熬過！」

①度冷丁即Pethidine，白色、無嗅、結晶狀的粉末，能溶於水，一般製成針劑的形式，是人工合成的麻醉藥物，對人體的作用和機理與嗎啡相似。

「我熬的時候喊你過來看看！」

「那好！」

在回醫院的路上，我想起了幾年前社會調查時，十隊的陳老爺子給過我一張外用膏方——陰陽拔毒膏。因為不會配膏藥，所以方子一直都保存在筆記本上。這次正好跟老張好好學學熬黑膏藥，順便也把方子拿出來跟老張討論討論。

周日的早上如約到老張的攤子。老張交代旁邊的人幫他看著攤子，然後帶我到了他的家。那是幾間臨時租住的小平房，有個大院子，院子裡支了一口大鍋。老張從屋裡提了一大壺香油，倒在大鍋裡，開始點火燒油。油燒開了，老張把早已打成粗粉的藥材分批倒進油鍋。

「先將油燒開，然後下藥粉，邊下邊用槐樹枝子攪拌，待藥粉炸枯後，用濾勺將藥渣撈起……。」老張一邊操作，一邊給我講解。

不到半小時，藥材就全處理好了。

「製黑膏藥最關鍵的就是油和丹的比例……。」老張一邊秤著油的重量，一邊對我說。

「啊，什麼丹啊？」我驚訝地問道。

「廣丹粉，你們書上沒講嗎？」

「沒有！沒有！」我一邊幫著架油鍋，一邊回答。

「一斤香油四兩丹，五百張膏藥正好攤。現在有九斤藥油，得下三斤六兩廣丹粉。」

老張從屋裡提出一袋紅紅的藥粉，秤好了放進已開始冒青煙的油鍋裡，用槐樹枝用力攪拌起來。「攪的時候一定要順著一個方向攪，這樣膏藥配好後才有黏性」。

看著鍋裡紅紅的如稀泥巴一樣的東西，實在沒有辦法與黑膏藥聯繫起來。老張看出了我的心思，笑著說：「別看現在不像個樣子，等會就成了。油與丹粉在高溫下會發生劇烈的化學反應，反應完後就成膏了。」

「溫度多高才反應呢？」

「這個沒測過，大約再熬二十來分鐘就會開始反應了。」

老張一邊和我聊著，一邊攪著藥，過了二十來分鐘，鍋裡開始出現大量氣泡，老張趕緊把火退了些。鍋內的泡泡越來越大，越來越多，突然間濃濃的黑煙夾著藥味沖天而起，很快鍋裡的油就已不復存在，只看見滿滿的一鍋黑色泡沫。眼看要溢出來了。老張立即把鍋端下來放在地上，然後用槐樹枝不停地攪拌，反應慢慢地停了下來，藥沫中仍不時冒出白煙。

老張挑了一小團放入冷水裡，用手捏了捏，說：「好了，這就行了，配好的膏藥要能成團，並且不黏手才行。黑膏藥分老和嫩，太嫩的膏藥貼在身上，取下時身上會黏上很多；但是太老了，又黏不住，很容易掉。」

趁藥膏還未冷，老張加入冰片和穿山甲細粉，邊攪拌邊說：「加上這兩味藥，膏藥才能吸收快，效果好。」

「這就行了吧？」我問道。

「告訴你個祕密，膏藥製到這步就能用了，但是如果你貼在病人身上，皮膚會起泡，有些還會破，人家會找你扯皮！」

老張接著說：「這膏藥現在火毒太重，要去火毒，去火毒的方法很簡單，就是把膏藥放在涼水中浸泡一周……。」老張說完，順手向膏藥鍋內加了半鍋涼水。

看完了老張製黑膏藥的全過程，我心裡很感激……。

接下來的時間，我就和老張討論起我的「陰陽拔毒膏」。老張看後覺得方子非常好，於是我便抄了個副本留給他慢慢研究。中午我們邊吃飯邊聊天。酒至酣時，老張豪情大發，要與我一醉方休。我因有事極力推託。

老張大聲說：「怕啥，喝醉了大不了喝點葛花茶！那玩意，解酒好得很，保你下午沒事。老婆子，把我的葛花拿出來泡上兩杯。」

老張老婆端出兩杯葛花茶。我一看感到很納悶，這葛花和我記憶中很不相同。小時候，太爺採的葛花都是淡紫色的小花，而這葛花大如牛眼，形似風信子，顏色是深紫色。

老張得意地說：「這葛花你沒見過吧，只有多年的老葛藤才能開出這樣的花，這一帶只有我能採到這樣的葛花，你嘗嘗看！」

我嘗了幾口，頭腦立即清醒了很多，「好東西！」我讚道。

「有興趣的話，等到明年春上，我帶你去看看那片葛藤，那花開得……。」

「一言為定！」我舉起茶杯。

「一言為定！」老張爽快地說。

……。

大山裡的葛藤林

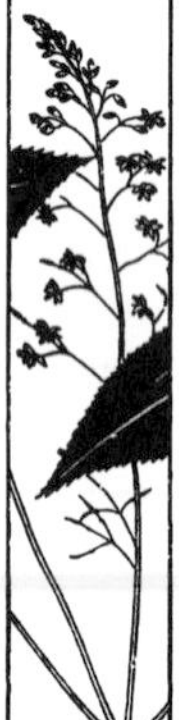

在接下來的幾個月，我忙於實習和聯繫工作，找老張的機會少了很多，但仍時有聯繫。不知不覺中春天悄悄地來了！有一天上午老張打電話給我，問我有沒有興趣跟他進大山裡去看看那片葛藤林。我突然想起去年之約，興奮地答應了。

周六一大早，我一身運動裝興匆匆地趕到老張家。老張老婆看著我一身打扮直發笑，笑得我摸不著頭腦。老張看到我的第一眼，也笑了。

「小余，你這是去幹啥的啊？」

「跟你一起進山啊！」

「你這打扮倒像是去度假，你沒有進過大山吧，大山裡你這衣服可禁不起啊！來，我拿套衣服你先換上吧！」

看著老張滿是補丁卻厚厚實實的衣服，我有些不好意思地換上了。

「山裡氣溫變化大，刺很多，路也不好走，衣服既要保暖，還要禁得起刺掛。你這運動服在山裡不到一天就會被扯爛，還是咱這『防彈衣』合適！」老張開著玩笑。帶上乾糧和採藥的工具，我們出發了。進了山，我就意識到老張這衣服的好處，一般的刺根本扎不進衣服，所以就傷不了人。即使有小刺掛在衣服上，扯下來就行，也不用擔心衣服被掛破。

「這可真是『鐵布衫』啊！」我邊抖身上的小刺邊和老張打趣。

走了四個多小時，慢慢看不到人家了。春天的大山裡氣溫稍低，但一路走著，再加上保暖的「鐵布衫」，並不覺得冷。隨著我們的行進，山谷中的溪水一路陪著我們，水聲幽幽，彷彿一支交響曲。那柔曼如提琴者，是草叢中淌過的小溪；那清脆如彈撥者，是石縫間漏下的滴泉；那厚重如貝斯轟響的，應為萬道細流匯於空谷。至於泉水繞過樹根，清流拍打著卵石，則輕重緩急，遠近高低，各自發出不同的音響。這萬般泉聲，彷彿被一支看不見的指揮棒編織到一起，成就一曲美麗動聽的音樂。在這泉水的交響之中，彷彿能夠聽到歲月的流逝，歷史的變遷，生命在誕生、成長、繁衍、死亡，新陳代謝的聲音，由弱到強，漸漸展開，升騰而成為主旋律……。

路旁隨處可見的草藥大都還是那麼熟悉，讓我又回想起當年太爺帶我採藥的情景……。只不過山不是那山，水也不是那水，太爺不再陪在我身邊，而我也不是當初的懵懂孩童，不變的是那些熟悉的草藥，它們好像在無聲地記錄著一代代中醫，一代代藥農的人生歷程……。

溪流的兩旁長了許多水菖蒲，我和老張隨便採了些。老張一邊採藥，一邊指著對面的山崖上野葡萄藤對我說：「看到沒？那可也是好藥！」

「野葡萄藤在我的老家也有很多，我太爺告訴過我，這個藥是祛風祛濕的，用於風濕熱症效果很好。」

「野葡萄藤、八月札②藤、獼猴桃藤，這三樣配在一起可以治療脈管炎、痛風，效果非常好。」

「你試過嗎？」

「試過四五例，效果挺好的，我也是聽一個採藥人講的。我救過他的命，他不會騙我的。」

我一邊往隨身帶著的筆記本上記，一邊說：「如果是我來治療脈管炎，我會用四妙勇安湯，痛風我會選擇三妙散加減。」

「你說的這方子，幾年前我也用過，但效果沒有這方兒來得快。」老張十分自信地說。

「看！這是尋骨風，全身長著白黃色的細毛。」老張指著路邊不起眼的一株草藥對我說。

「這藥我老家沒有，我也沒有見過。」

「可別小看了它，這藥很有特點。大多治療風濕的藥都傷胃，而這藥不僅能治風濕還能治療胃病。有次我上山採藥，胃痛發作，痛得全身出冷汗，嚼了幾片這藥的葉子，胃就不疼了。這也是山下採藥的告訴我的，效果沒得話說。」

---

②八月札，即預知子。《本草備要》說：把預知子縫在衣領中，聽到出聲就知道遭遇蠱毒，所以得名。預知子為藤生，子如皂角，褐色光潤，殺蟲療蠱，利便催生。出蜀中。

「尋骨風！」我一邊重複著藥名，一邊掐了片葉子嘗了嘗。淡淡的苦味。

「這藥能治睾丸腫痛，效果也還行！」老張補充道。

「睾丸腫痛？前不久中醫病房就有個這樣的病人。主任當時開了天臺烏藥散治療，沒效。後來採用補腎通絡止痛治療，也沒有搞定。難道這藥可以治？」我一邊沉思，一邊習慣性地拿筆記下來。

「這是小伸筋草，我們這裡產量不大，你能碰到也算運氣好了！此藥溫腎止痛、疏通經絡，用於風濕、寒性胃痛，也可以治療毛囊炎。年紀大的人陽虛腰痛、腿抽筋，用小伸筋草、川花椒、川牛膝放入豬尿泡中燉後喝湯，效果很好。」

「這是翻白草……。」

我們一路上交流著沿途所見的草藥，彼此收穫不少。我感覺中醫的確需要交流，這樣才能夠相互學習，共同進步！不知不覺時近晌午，我們隨便吃了些乾糧，繼續前進。下午一點多鐘，看著我有些累了，老張指著第二個山頭對我說：「站到那個山頭上，我們就能看見葛花了。」

看著不遠的距離，我們又折騰了一個多小時才到達。站在山頂上放眼望去，一片綠色的海洋，白雲從遠處的山頭飄過，真有點登泰山而小天下的感覺。順著老張指的方向看去，果然在綠海中點綴著大片的紫色。

「我們順著這個山梁往東走，走到那邊的崖邊，沿著繩子下到山谷裡就可以採到葛花了。」老張一邊說，一邊前行帶路。

很快我們就到崖邊，利用繩子，我們慢慢地下到了十幾公尺深的山谷裡。谷裡很潮濕，有一層淡淡的霧氣。

「這種地方會有毒蛇出沒！」老張說著，拿出準備好的雄黃粉，撒在我們倆的衣服上，然後如貓下腰摸索著向前走。

只見四周都是粗大的葛藤，最粗的有碗口粗，細的也有茶杯大小。與其說是葛藤，還不如說是葛樹。彼此四下交纏著，我們站在下面，根本看不見上面的天空。

老張帶著我在葛叢裡穿行了幾分鐘，來到一處岩石旁邊。他率先爬上去，然後把我拉上去。我驚呆了，太美了，四周全部是深紫色的葛花，一朵比一朵大，我們彷彿站在花海中，成了花的一部分。空氣中瀰漫著濃郁的葛花氣味，聞得我有點頭暈。我和老張麻利地（指動作敏捷）採著葛花，不一會就採了一袋子。

老張說：「差不多了，我們再去挖個大葛根。」

下了岩石，老張看準一個中等的葛藤在根部挖了起來。

「咋不挖那個，那個更粗些！」我在旁邊興奮地說。

「這個不小了，挖出來的葛根至少有六七十斤，再大了我們倆搞不回去，浪費了可惜。」老張淡淡地說。

看著這麼粗的「葛樹」和地下那些不知有多粗壯的葛根，我想如果太爺能看上一眼，那他該有多高興啊。老家的葛藤最粗的也比不過這兒最細的……。

老張不愧是行家，一個人不到半小時就搞定了，挖了個一公尺多高腰粗的葛根來。

我興奮不已：「真夠大！野生的！好藥材呀！」

老張嘿嘿一笑，說：「走！我們得快點，山裡晚上冷，也不安全，我們要趕到有人家的地方過夜。」

費了老大勁，我們倆合力才把那葛根拉上山崖。看來老張沒有說錯，要是挖個百十斤重的葛根，我們可就真沒有辦法了。下山速度比上山快多了。老張一個人扛著葛根，我提著葛花和路上採的藥材，跟在後面。

下午四點多鐘，我們趕到離人家最近的山頭，應該可以趕在天黑之前找到地方住了。兩人都累了，躺在山頭上稍作休息，看著天上飄過的朵朵白雲，想起自己從小走過的學醫之路，再回頭望望已經看不見的葛花林，我心中感慨萬千，掏出筆記本寫下了一首小詩：

飄蓬本無根，隨風四飄零；
回首蓬來路，心中喜又驚！
人生幾時有，感時當盡興！
仰面觀太虛，太虛我為雲……。

幾年後，我到杭州靈隱寺，看到飛來峰滿山的紫葛花，仍會想起老張帶我到大山深處採葛花的情景。那是我第一次被自然界的偉大所震驚；我找到的不單單是葛根，而是我心目中的中醫的根；那也是我第一次深深體會到神農嘗百草的艱辛……。

第十五章

當年他是那麼樣希望我成為一名真正的醫生，
而我現在卻一步步偏離醫學的軌道，做藥這條路是無奈的選擇，
我的行醫之路又在何方？

中醫之路在何方？

「畢業就等於失業！」這是中醫學院學生臨畢業前說的最多的一句話。

畢業前的一個月，我告別了老張，離開了實習醫院返校。大夥都在準備自己的求職報告，每個人都設計了厚厚的一大本，將五年來所有的成績彙集起來，最後還不忘請實習單位或學校老師寫個比較好的評語。我也做了好幾本，希望在招聘會上派上用場。其實潛意識裡，我非常想回老家，想再看看十隊的那些老人，想將自己多年所學，回饋給父老鄉親。

畢業，人生試煉的開始

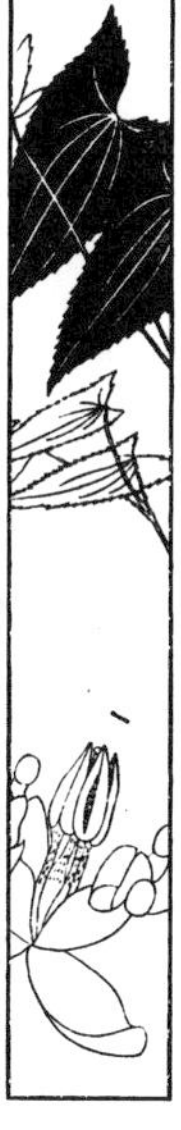

省城招聘會上，人山人海，每場招聘會都吸引上萬名求職的大學生，擠在人流中，看看每個招聘展位，心涼了半截。幾百個展位，上千個職位，卻鮮見招中醫臨床醫生的。有少量招針灸、骨傷、中醫護理、中藥研發的展位。唯一招中醫臨床的展位，還要求有執業醫師證和研究生學歷。難道中醫臨床的畢業生成臭鹹魚，沒人要了！

參加了三場招聘會，寢室裡部分同學放棄了專業，改行從事其他工作；還有人決心考研究所，我也想放棄繼續找工作了。每天晚上，失意的畢業生在學校附近的小飯店喝酒，往往喝得大醉而歸。寢室樓上不時有人向下摔瓶子發洩。

是啊！從小學開始努力讀書，好好學習，天天向上，考上大學成為天之驕子，家裡人是多麼高興。然而五年的陰陽五行讓他們雲裡霧裡，摸索到最後有些眉目了，也能治療一些常見病了，卻沒有用武之地，真是讓人失望透頂……。

是社會拋棄了我們，還是我們根本沒有按著社會的需求來學習……。

而又有誰懂我？為了培養我學習中醫，太爺付出了晚年全部的心血，我不會為沒有工作而傷心。因為我知道，無論我走到哪裡，都不會放棄中醫，我肯定會給病人治病，況且農村那麼多病人正等著我呢！我痛心的是中醫為什麼沒有振興起來！為什麼學中醫就比別人矮三分！為什麼中醫學院的畢業生就沒有醫院要！甚至有些同學迫於生計，畢業後開始送牛奶。五年的學習啊，送牛奶！

「我不服！」我就不信學中醫就沒有光明大道！

我收拾好行李回老家，父母看到回來很高興，母親一直說我瘦了、長高了，而父親只是笑了笑。晚上吃晚飯時，父親問起我畢業後的打算。

我說：「目前在招聘會上，招中醫專業的很少，大部分的招聘位上都是醫藥代表，幫藥廠在醫院推銷藥品……。」

我看看父母沒有反應，就繼續說：「我打算回老家開診所，一來農村病人多，看不起病，用中藥治療效果好又便宜，可以幫鄉親們解決難處；二來也好就近照顧你們……。」

「好，好！」母親高興地說。

「好個屁！」父親瞪了母親一眼。「你有行醫證嗎？你以為現在還是你太爺那個年代？衛生局每隔一段時間就下來檢查，我這個搞獸醫的沒有證都不行。你個屁娃子，才從學校畢業，不知道沒有證行醫不合法嗎？只要衛生局來查個三五回，就沒人敢找你看病了！再說了，就算不查你，你沒有臨床實踐，又沒人在一旁看著，單獨給人看病我還真不放心。你要學的東西還多呢！三十歲之前別想著要自己開業。明天就給我返校，跟同學商量商量。不行的話，先去賣藥，找機會多接觸接觸醫生，看看他們是咋看病人，多學些，想辦法把醫師證考到。等條件齊備了，合法了，有真本事了，再想自己開業的事兒！」

父親的一番話把我罵醒了。是啊！剛畢業的我雖然跟太爺看過病，背熟了太爺的祕方，也見習、實習過，但還真沒有單獨給人治過病。用的最多的也只是些單方、驗方，剩下的是書本知識。要是在這山溝裡，真來個心衰、肺炎什麼的，以我現在的水準，真怕誤事呢……。

我要出去看看，再學幾年，長長見識，學學本事！

第二天一大早，我便起身上路。母親執意留我再住幾天，父親攔著說：「男兒有志在四方，讓他去吧！」

送我到了村口，父親塞給我一千塊錢，我不要，父親說：「你現在工作沒有找好，正是需要錢的時候，錢放在手中備急用，工作慢慢找，不急！」

這些年為了我讀大學，兩位老人已經付出太多，看著父親五十歲剛過已花白的頭髮，我實在不忍心再從家裡拿錢了。但我拗不過父親的堅持，拿著錢，我趕忙轉身離開，我不想讓父親看見我眼裡的淚水……。

回到省城，我同一家先前投過簡歷的製藥企業簽訂了協議，就這樣，我成了賣藥人！

人生總有許多十字路口，年輕時常因不知道人生的方向，而在路口徘徊，抑或步入歧途……。

在多年後的今天，當我回憶起當年大學畢業時找工作的情景，我就會非常感激我的父親。他用他的理智和智慧，指引我在人生的十字路口選擇了正確的方向！

即使不能為人看病，也不能放棄對中醫的學習

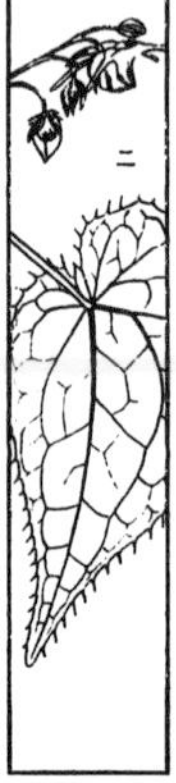

二

在從事藥品銷售的過程中，沒想到我所學習的中醫知識幫助了我，讓我的職業生涯開了個好頭。

我記得第一次拜訪的客戶是某三甲醫院外科主任——張主任。張主任是一個慈祥的長者，第一次拜訪客戶的我木訥無比，不知道從哪裡找出話題來，只能和主任面面相覷。無意間，我看見張主任兩顴暗紅，心裡一動，找了個話題：「張主任，我給您把把脈吧！」

「好啊！」張主任伸出了他的手。當我把著張主任的脈時，我完全進入了醫生的角色，沒有一絲的緊張。這是我所熟悉，也是我一生追求的。

左寸沉細而微，關尺弦滑，「陽微陰弦，這是胸痹的脈象啊！」我心裡暗暗一驚，再看看他的手掌，一條青筋穿過掌中勞宮穴，照太爺的說法，張主任的心臟問題非常嚴重。

「怎麼樣？」張主任微笑著看著我。

「張主任，您的心臟有嚴重的問題……。」我小心翼翼地說。

「咦，不錯啊！你怎麼看出來的？」張主任似乎有些不信。

我把切診所得的脈象和掌心的望診情況解釋給他聽。

「中醫真了不起！可惜在治療方面有些落後。我最近胸口總有些悶，做了心導管檢查，是嚴重的冠心病，準備下個月做心臟支架手術。」

我站起來，用手揉了揉張主任左手少陰心經所循行的部位，有很多小的包塊。我邊用手揉邊按壓勞宮穴，過了十來分鐘，張主任臉色明顯好了很多。

「咦，舒服多了，沒那麼悶了。」張主任的話給了我很大的信心。

我隨即談到推手少陰心經和按勞宮穴的好處，張主任聽得連連點頭。

可惜張主任的病程太長，病情也重，這些手法只能緩解他的症狀，手術是沒有辦法避免了，我有些遺憾。

「小夥子，你一定要當醫生。就你目前的水準，已經很不錯了，努力找個醫院上班，即使找不到合適的醫院，也不要放棄對中醫的繼續學習……。」張主任語重心長地鼓勵我。

張主任的話給了我很大的鼓勵，雖然暫時不能從事臨床，不能為病人看病，但我不能放棄對中醫的學習，我不能讓太爺失望。

在此後的日子裡，我在做業務的同時，會順帶著到醫院中醫科門診去看看，看看專家們是如何處理一些常見病，看看不同醫生的處事方式和為人態度，我借用藥品行銷這個大課堂，來充實自己的醫學知識。

同事們對於我的愛好不那麼認同，認為年輕人學中醫，沒什麼前途，我也不想花精力去辯解什麼。但不久之後發生的一件事，改變了他們的看法，他們成了我學中醫的支持者。

同事老陳的女兒長了一脖子的痱子，在醫院開了一些外用的藥，用過一段時間，時好時壞。有次小傢伙到辦事處玩，看著滿脖子的痱子，我問老楊為啥沒好好治療。老楊說醫院開了一外洗的藥，也用了痱子粉，效果一般。這病每年夏天都出現，一直沒找到好的治療方法。

想起醫院中醫科專家用藿香正氣口服液治療痱子的過程，我對老楊說，你去買盒藿香正氣口服液，用棉球蘸上藥汁擦一擦患處，可能效果不錯，這是醫院中醫科用過的治療方法，試試看。

老楊按照此法，沒幾天就治好了他女兒的痱子。按照他的說法，療效好得出乎異常。

這件事之後，我便更加留心中醫科門診部專家的治病經驗，我成了辦事處的諮詢醫生，同事有什麼頭痛腦熱的，首先想到的是讓我號號脈，然後推薦他們服用什麼藥物。

隨著業務慢慢順手，時間也漸漸充裕了，業務時間我找機會練習脈法，看看醫書，心情平和而安靜。但有時候，我也很迷茫，彷彿總感覺年邁的太爺在看著我。當年他是那麼樣希望我成為一名真正的醫生，而我現在卻一步步偏離醫學的軌道，做藥這條路是無奈的選擇，我的行醫之路又在何方？

醫院門前有個湖，平時風和日麗的時候，就有不少人在湖邊放風箏，而這也成了我難得的一種娛樂方式。我一邊切著放風箏的線，一邊彷徨地看著遠方，尋找人生的下一個路口。

第十六章

當時原公司準備調我到其他市場去當負責人，而我卻提出離職，經理很是詫異。
我說：「每個人都有自己人生的追求，
而我的追求是當一名醫生，一名真正的中醫！」

邁向執業中藥師

我負責銷售的醫院只有三家，熟悉了各個銷售環節，理順了與客戶之間的關係，自由的時間便多了起來，白天沒事時我就喜歡到最熟悉的醫院中醫科門診看看。時間長了，幾位專家便成了朋友，我也慢慢明白他們各自的用藥風格，沒病人時專家也有意識地分析一些疾病的病機給我聽。我一直有個想法，全國各地的氣候不同，人們的飲食習慣也不相同，疾病形成的病機是否相同？治療方法是否一致？有機會一定要遊歷一番，揭開我心中的困惑！

轉捩點——我從藥入醫的那一天

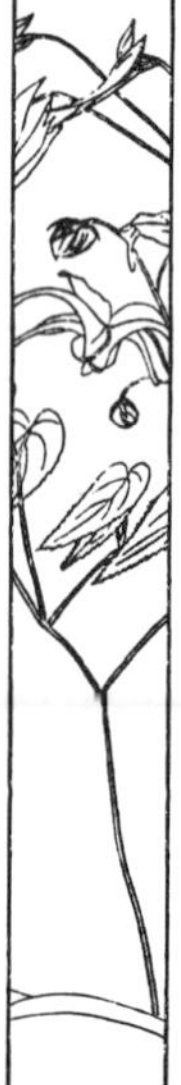

又到了開招聘會的日子！現在的我有了一份不十分熱愛但幹得不錯的工作，收入也相對穩定，加上半年的磨練，不論從衣著、談吐還是待人接物都和才畢業時完全不同了。父親說得對，畢業後必須要走上社會這個大課堂進行磨練，逃避是沒用的。

三月份的一個下午，無意中發現報紙上報導當天有一個醫藥行業的招聘會，已經下午四點多了，我還是坐計程車前往。會場上大部分單位的展位原都已經人去樓空了，剩下的幾十個展位上也只有三三兩兩的求職者在流連。我一邊逛，一邊看看有需求的展位。「招新藥研發人員！」我停下來，詳細諮詢新研發人員的工作性質。

負責招聘的老師耐心地給我講解了一番，也順帶詢問了我的基本情況。負責招聘的老師很熱情地對我說：「你的經歷很符合我們這個職位的要求。簡單地說，我們要求要有學醫背景，對藥學有一定的瞭解，並且善於與人溝通的人，能夠經常到全國各地出差。如果你願意的話，可以到我們公司來面試一下！」

想著該城市有我心愛的女友，想想我的草醫朋友老張，再想想能夠有機會在全國各地從事臨床研究，接觸各地專家及患者，我答應對方幾天後去面試。

面試過程很簡單，做過半年銷售的我對此並不緊張，輕輕鬆鬆地回答幾位考官的提問，結束時老總笑著同我握手：「不知道余經理是否願意加入我們公司呢？」看著老總和總工程師殷切希望的目光，想著做新藥開發可以借此認識不少中醫界名家，再想想自己的女友，我毫不猶豫地答應了。

但原單位辭職的事情卻很難開口，當時原公司準備調我到其他市場去當負責人，而我卻提出離職，經理很是詫異。我說：「每個人都有自己人生的追求，而我的追求是當一名醫生，一名真正的中醫！」

「你還年輕，以後還要買房子，娶媳婦，這些都要花錢。年輕人想走上中醫這條路，很難的！你不妨再幹兩年，做銷售雖然收入並不是業界最高的，但也還不錯，掙些錢後再去幹中醫也不錯嘛！」

「謝謝您的好意，我換個工作，一方面想離女朋友近些，另一方面也希望可以在工作中看看全國各地患者的情況，可以有更多機會接觸那些中醫名家，瞭解一下他們是怎麼得病、又是如何治療的……。」

離開辦事處，經理依依不捨地把我送上計程車。在那個陽光明媚的上午，我離開了省城，離開了我學習五年、工作大半年的城市，雖然下一步的路還很艱辛，我卻充滿希望……。

來到新藥廠報到完畢，安置好食宿，我的頂頭上司——雷總工程師同我進行了一番長談。

「你的職位將是新藥研發中心主任，目前研發中心的工作是接手一個國家級新藥的II期、III期臨床試驗。這個新藥是治療慢性萎縮性胃炎的新藥，此病被稱為胃癌癌前病變，現在發病率越來越高，國家將此病的研究做為九五攻關①課題，由黑龍江中醫藥大學負責研究，公司購買的正式項目的研究成果，意義很大，這也是公司未來的拳頭產品②。參與臨床研究單位有北京、江蘇、浙江、河南、遼寧、陝西、四川等各地醫院消化科專家。下月將組織這些大醫院的專家在省城開會，進行II期臨床方案的討論，這會議就由你來組織安排，我看好你的能力，也希望你不要讓我失望……。」

總工程師的一番話既讓我興奮，也讓我有些擔心。

慢性萎縮性胃炎（CAG）是一種常見病、多發病，伴有腸腺化生和胃黏膜異型增生者，被WHO③列為胃癌的癌前損害或癌前病變。此病西醫沒有好的治療方案，在省城看中醫專家治療過，患者往往服用三五個月的中藥沒任何進展。如果我能幫助公司、幫助國家研究此藥，的確是一件很榮幸的事情。雖然我並沒有組織這種大型會議的經驗，心裡沒有譜，但既然我選擇了這家企業，老總和總工程師又這麼信任我，我沒有理由讓他們失望，更何況我也想給那些中醫界的前輩們留下個好印象！

沒有吃過豬肉，咱見過豬走路！

我花了幾天時間詳細研讀了《×××雙盲雙模擬平行對照II期臨床試驗方案》，不得不佩服國家在研究慢性萎縮性胃炎上所付出的努力，也深深敬佩這個課題的所有研發人員，雖然該配方在黑龍江中醫藥大學已經運用多年，療效顯著，但沒有進行過大規模的臨床試驗。其他地區的萎縮性胃炎患者是否也有效？藥物的安全性又如何？看來國家要求新藥做臨床研究是很有必要的，熟悉方案及產品研發資料後，我同試驗牽頭④單位GCP⑤中心

①攻關即攻克難關。

②拳頭產品在指一方面或多方面占有特別優勢或顯得非常重要的產品。

③聯合國「世界衛生組織」，World Health Organization，簡稱WHO。

研究員聯繫，對方案中存在的問題進行交流，初步完善試驗方案；接下來我向各臨床單位發邀請函，確定與會人員名單（包括職務、性別和電話號碼），然後再預訂酒店房間，安排會議室；最後研究會議室的布置、擬定會議議程、來賓接送等一切細節……。我忙得暈頭轉向！

與會的專家沒有我想像的那樣牛氣沖天，相反地都十分平易近人。會議開得非常順利，專家們提出了一些很有意義的修改方案，我一邊聽一邊在電子稿上進行修改。會議結束時，我將修改好的方案列印出來，專家們看過後予以簽字認可，一份完美的臨床試驗方案敲定了。

④牽頭指多方合作共事時，由一方負責聯繫和組織各方協同工作。

⑤藥物臨床試驗品質管制規範，即Good Clinical Practice，簡稱GCP。

如果能救更多人：我的「同仁堂」之夢

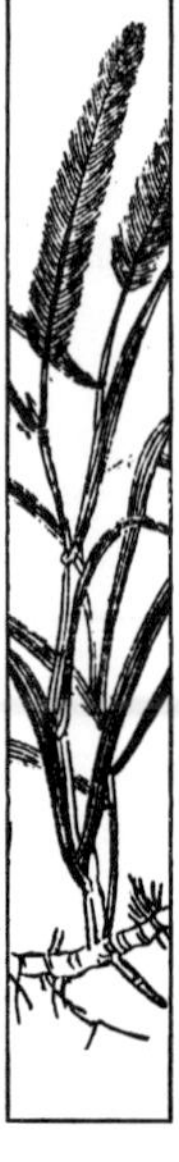

會議結束後，總工程師及其他人員返回公司，我則踏上北上的列車到北京去簽訂臨床研究協議，同時和牽頭單位GCP中心研究員協商制訂臨床病例報告表（CRF）。

協議的簽訂比我想像中要順利很多，CRF表的制訂也很快，原計畫三天的活兩天就完成了，車票是提前訂好的，我就空出一天的時間來，剛好可以在首都北京逛逛！

想著有一天的時間可以在北京逛逛，我興奮不已。這醫院附近有北大、清華還有頤和園，但那都不是我最想逛的地方。我腦海中想的是同仁堂。學習中醫這麼多年，也看過電視劇《大宅門》，我對同仁堂有種特殊的情愫……。

我安置好行李，從北京站坐地鐵來到前門。前門大街並不像我想像中那樣繁華，但還是很熱鬧，有濃郁的商業氣息，人來人往，川流不息。同仁堂就在前門大街的一條小巷子裡，走進這條古老的巷子，感受著兩旁的建築所沉澱的文化，我彷彿走進一條歷史的長廊。

終於看到了同仁堂！它也不像我想像中那樣的宏偉壯觀，卻宛如一塊剔透的古玉，小巧、古樸而精緻。門口的對聯深深地吸引了我：「修合無人見，心存有天知」、「炮製雖繁必不敢省人工，品味雖貴必不敢減物力」。一種敬意油然而生。從這簡單的兩句話裡，我看到了同仁堂做藥、做人的準則，也看到了中醫文化的傳承。入口處的大屏風上繪有巨幅李時珍像，兩邊寫著金字對聯「同氣同聲濟世濟民，仁心仁術醫國醫民」。同仁堂一樓出售中藥成藥和中藥飲片，二樓是參茸專賣，兩旁的牆壁上掛著歷代中醫聖手的畫像。店裡隨處可見藥材標本圖片。幾個老中醫就坐在診桌後為患者把脈問診。古風古韻的同仁堂滿載著百年老店的氣息就這樣撲面而來，讓我感到熟悉和新奇。我彷彿一個迷路的小孩找到了回家的路，心中有無數的衝動被激起。終於找到了！我終於找到了人生的方向！

去年回老家同父親談起開診所時，我的腦海是一片空白。而如今看到同仁堂，我的腦海裡慢慢浮現出我的未來——我要創辦國醫館，創辦屬於我自己的「同仁堂」！

我流連於同仁堂每一處的設計和構思。從樓下看到樓上，再從樓上看到樓下，仔細研讀這本沉澱了幾百年的古書。雖然到了不得不離開的時候，我仍沉浸於自己的夢想之中。

在接下來的一周裡，我輾轉於不同的城市簽訂臨床協議，但腦海中還時時勾畫著自己的國醫館。因為人手不夠，我一個人身兼數職。既要忙於負責組織臨床試驗藥品的生產，又要組織試製與藥品外觀一模一樣的模擬藥品，為雙盲雙模擬試驗做準備。在繁忙的工作中，我仍抽時間打聽了開藥房的手續。於是工作之餘，我開始為執業藥師考試做準備。那是一段忙碌而充實的日子，我幾乎抽不出時間去市區看女友。

當前期準備工作做完後，我又成了臨床監查員，這名字聽起來氣派，但實際卻是一份不那麼容易的工作。說白了，就是夾心餅乾的那個心。

面對公司要保證臨床試驗的進度，還要盡量節省費用；面對臨床那些教授們，他們希望時間不要太緊，ＣＲＦ表格不要太複雜，觀察費用不要太低；針對受試者，要讓他們知情同意，但又不能把他們嚇跑，同時還要他們按時複診複查，以免成為脫落病例；面對藥監局，所有資料必須真實，不得偽造，方案要盡可能詳盡完備，否則產品可能被槍斃，最終拿不到生產批件和新藥證書，全部工作白做……。

監查員的工作就是在這種夾縫尋找平衡。公司、教授、患者、ＳＦＤＡ⑥都要兼顧。有人稱這工作是「帶著鐐銬的舞者」，而我卻覺得要有「庖丁」的本事才能在夾縫中遊刃有餘，在對立中尋找統一，在陰陽裡尋求轉換。

也正因為有許多困難，我才有更多的機會接觸那些知名的中醫專家和教授。這些困難是工作的深溝險坡，卻也是我更深地

⑥State Food and Drug Administration，簡稱ＳＦＤＡ，即藥品註冊管理辦法。

理解中醫的上山階梯……。

春節回老家，我將自己準備開藥鋪的想法同父親進行了交流，他很贊成我的想法。得知開藥房需要執業藥師證，父親建議我先考藥師。而我正好在藥廠上班，加上我的學歷，報考執業中藥師也符合條件。就這樣，我的「同仁堂之夢」便正式開始一步一步實施了。

一年多沒回家，母親明顯消瘦了，臉上氣色也很差。我切了切脈，六脈細弱，右關無根。母親說：「這一年來經常胃痛，不想吃飯，也沒胃口，體力越來越差，不過還挺得住。」

我知道母親怕我擔心，怕影響我的工作，但將身體拖到這一步，的確讓人很痛心。

我建議母親做個胃鏡。她堅決反對，說不會是胃癌的，還能吃點東西！我知道在她心中有個支柱，這個支柱就是學中醫的我。如果真是胃癌，下一步又該如何？我能幫助她戰勝胃癌嗎？她的精神支柱能幫她撐起生命來嗎？

想到我正在從事臨床研究的新藥，我按照處方比例，抓了三個月的藥，研成細粉，讓母親每天用開水沖服，每次六克。效果還真不錯，母親在春節期間服用了十來天，胃就沒疼了，吃飯也有了胃口，精神也好了很多，切脈時胃脈也稍稍有根了。節後上班，我反覆叮囑母親，一定要將藥粉吃完，吃上三個月。半年後，母親打電話告訴我，她的體重增加了十多斤，胃病徹底好了，說我們研究的藥是好藥……。

母親興奮的話給了我很大的鼓舞，從親人身上，我體驗到了自己當前工作的價值。在Ⅱ期、Ⅲ期臨床中，共觀察了近七百名慢性萎縮性胃炎的患者，治療一個療程後，通過做病理切片複查，治療組有百分之五十的患者徹底治癒，臨床症狀的改善在百分之九十五以上。臨床試驗結束後，還有不少患者要求繼續接受治療。看著這些康復的病人，我心裡特高興。雖然我沒有從事臨床工作，但卻幫公司研究新藥，讓這眾多的胃癌癌前病變患者得到康復，以後新藥上市，受惠的將有更多的患者……。

讓看病成為一門藝術，而不是在跑流程

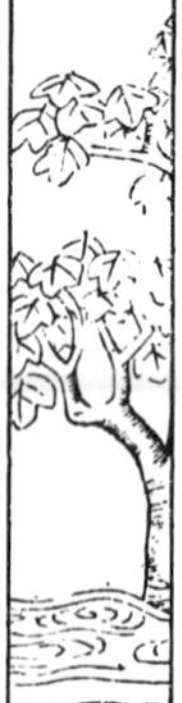

從II期臨床開始到III期臨床結束，我結識了許多中醫消化專業的高手，從北京、瀋陽、河南、杭州、南京、陝西、四川等省份來看，各地中醫用藥有很多共同點，各地氣候、生活環境有很大差異，人民生活水準也有很大差異，對疾病的重視程度也有差異。杭州的患者，萎縮性胃炎發病率明顯低於陝西省西安市，而且大多屬於輕度，而西安重度患者占很大比例，運用臨床試驗藥物效果都很好，說明醫理是相通的。在此期間，為了幫公司尋找新專案，我也拜訪過許多大專院校從事中藥新藥研發的專家。從陌生到朋友，我學到了很多。除了學習臨床試驗方案設計、臨床監查、資料統計處理等知識外，我更多的是從這些專家教授身上學到為人處事的方式、做人的態度，也見識了他們學術上的嚴謹。這些都成了我未來發展的寶貴財富。

在眾多的專家中，給我印象最深刻的是北京的李教授、遼寧的張主任、江蘇的王教授

……。

每次到北京，只要有李教授門診我都要去看看。他坐診時，博士生、研究生一二十人圍著。

「乾嘔、吐涎沫、頭痛者，吳茱萸湯主之……。」李教授就這樣一邊切著脈，一邊背著傷寒論的條文，然後是口述藥名和劑量，最後反覆叮囑病人用藥注意事項，周圍的學生們拿著本子飛快地記錄。李老看病是一種藝術，看他看病也是一種享受……。

遼寧的張主任也是博士生導師，以治療脾胃病和肝膽病見長。學貫中西的他看病則是另一種風格。有一次看他給病人號脈，號完脈指著牆上消化系統的掛圖說：「你患的是胃潰瘍，這個地方爛了一小塊，喏，就是這兒……。」

他指著胃小彎處說：「不信，你去做胃鏡看！」

別說，病人真的做了胃鏡，還真就是這個地方。不光病人，連旁觀的我都佩服得五體投地。聽他的博士生說，張主任號脈號出的病變部位基本可以與胃鏡吻合。他將外科治療瘡傷潰爛的消、脫、補法用於治療消化道潰瘍，採用黃耆、黃連、三七等治療消化道潰瘍收到很好療效。

而江蘇的王教授更像是一位慈祥的長者，他的目光總是充滿了睿智，他對小兒腹瀉的治療有獨到之處。一次門診來了個長期腹瀉的小孩子，中西醫治療半年均無顯效，找到王教授。王教授仔細為患兒診查過之後，再看了看病歷和以前的處方。

「這個方子很對啊，小孩子腹瀉也是脾胃虛弱引起的啊！」

「那為什麼服藥後仍然不見好呢？連吃的藥都拉出來了。」家長不解地問。

「小孩子胃腸道很嬌嫩，加上長期腹瀉，對藥物的吸收很差。中藥內服，增加了胃腸的負擔，難以起效……。」

「那咋辦呢？」家長急切地問。

「你就用這個原方，每天煎兩副藥的量，然後用來給小朋友泡泡腳。小孩子皮膚薄，通過皮膚可以吸收一部分藥物，直接進入血液，不增加胃腸負擔，又能起到治病的作用。」

家長半信半疑。王教授說：「放心吧，這個辦法我用了很多年了，效果很好，不用擔心。」

而目睹這一切的我更是長了見識。幾年後，我用王教授的辦法治療小兒腹瀉，無不顯效，更加深了我對王教授的佩服。

當我成功地為公司拿到「新藥證書」和「生產批件時」，我也通過了執業中藥師考試，獲得了執業藥師資格證書。下一步該考執業醫師證，而我在藥廠上班，無法取得報名資格，我該怎麼辦……。

第十七章

用藥不能一味追求大劑量，醫生靠的是技術吃飯，不是賣藥吃飯，只要辨證準確了，一味藥三五克也能解決問題。四兩撥千斤，用藥的目的是激發人體潛在的能量，而不是代替臟腑的功能。

從藥房主管到執業醫師

由枯燥積累而成的樂趣才是真正的樂趣！由埋頭為基礎的抬頭才是真正的抬頭！

獲得了執業中藥師證書後，憑藉我的社會關係和目前合理合法的條件，申辦藥房是很容易的事情。我打電話回家徵求父親的意見，父親還是那句話，「三十歲之前別想著自己幹，你要學的還很多！目前醫師資格證還沒考到，縱然你的藥房開業頂個屁用，誰來坐診？可以考慮下海，借用藥師身分到醫院上班，然後找機會考取醫師證……。」

關鍵時候，父親總能將我浮躁的心靜下來。是啊！父親說的沒錯，我開辦國醫堂的主要目的是為了實現我當中醫，為患者解除病痛的理想，光開個藥店，再請人坐診，與我的理想大相逕庭。我還是得先考醫師證！

中藥是治不好也吃不死人？

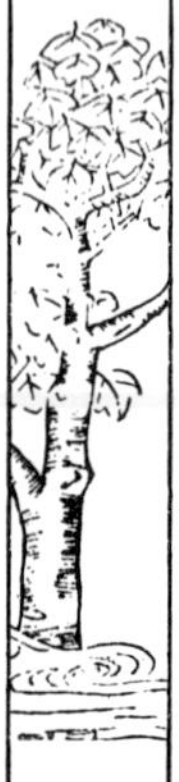

我決定辭職，從藥師做起。公司領導非常不理解，他們正準備將我升職而我卻選擇了離開。但我心意已決，好在新婚的妻子理解並支持我的決定，於是我離開了工作三年的城市，離開了心愛的妻子，獨自一人闖蕩上海，這個現代化的大都市……。

在上海的高中同學崔浩熱情為我接風，酒桌上聽了我的打算，高興地告訴我，第二天虹橋人才交流市場正好有醫藥行業的招聘會！

「看來我的運氣還不錯！」我笑著說。

「也不看看你是誰的同學！來來！祝你旗開得勝。」他笑道。

我的運氣還真不錯，正如網上報導的一樣，上海正好缺大量的執業藥師，尤其是急缺執業中藥師。招聘會上，有三家醫院、十幾個藥房都在招執業中藥師。我選擇了一家小型的私立醫院，我的醫學背景，加上幾年的新藥研發經驗，和參與藥廠GMP①認證的經歷，讓我輕輕鬆鬆地爭取到了中藥房主管的職位。工作也非常輕鬆，主要是負責藥材的驗收入庫、養護和一些日常的管理工作。

醫院中醫門診就在中藥房隔壁，有兩個專家輪流坐診，每

①Good Manufacturing Practice，簡稱GMP，即優良產品製造規範。是一種特別注重製造過程中產品品質與衛生安全的自主性管理制度。

天也就十來個病人，大多是老病號。也許是醫院知名度不高，醫院經營處在一種不穩定狀況。熟悉了藥房的所有工作後，沒事時我總愛到隔壁的中醫診室看看，看看上海中醫的用藥思路和特點。

據我的觀察，這兩個專家的處方用量有些偏小，比如砂仁用量三到五克、黃耆八到十克、當歸五到八克、甘草三到五克……。

慢性病每次開藥，每次一般是十劑，有些患者效果很好，有些則效果一般，也許是專家年紀大了，用藥小心了些。而藥房抓藥的則說這都是太平劑量，反正治不好也吃不死人。而專家總認為我們只是些略懂中藥的毛頭小夥子，根本不把我們放在眼裡，時常以專家自居。也許上海人排外思想太重吧！我私下認為。

一次機會，改變了專家對我的看法。患者，女性，五十來歲，頭脹痛跳痛二個月，伴目赤，心煩，血壓一六〇至九十五毫米汞柱②，專家切完脈，診斷為肝腎陰虛、肝陽上亢，處以如下處方：天麻十克，鉤藤十克，石決明二十五克，珍珠母二十五克，白芍十五克，川芎十克，製首烏十五克，龍膽草五克，甘草三克。十劑。

患者服用前三劑後，症狀明顯緩解；服用第四劑，開始出現周身不適；服用到第六劑，出現周身疼痛。借用患者的話說：「感覺體內有個東西在竄，一會在上，一會在下，有時幾個地方同時疼痛。」

---

②毫米汞柱即記錄血壓值，包括收縮壓及舒張壓，收縮壓在前，舒張壓在後。所以160/95mmHg，就是收縮壓為160毫米汞柱／舒張壓為95毫米汞柱。

專家反覆切脈，反覆看處方，一臉茫然，也不知如何給病人答覆。患者平時性情急躁，眼看病沒好，反而增加一個新病，拉著專家的衣服說這是醫療事故。眼看事情就要鬧大，我急忙站出來說：「別急！來！讓我切切脈看看！」

病人很不情願的坐下來。六脈平和卻無神氣，似有三分散漫。再看看處方！我一下子明白了……。

專家因病人肝腎虧虛、肝陽上亢採取了養肝、鎮肝、瀉肝、柔肝諸法於一方，藥證相符；但由於患者平素性情剛烈，肝氣較旺，現在諸法合施，患者肝氣欲升被鎮之，欲激被瀉之，欲躁被柔之。肝為將軍之官，對全身氣機有統帥作用。現今患者之肝，好比一個統帥三軍的將軍被鎮之壓之，導致三軍無人統帥，各自為陣，故出現周身不適。

想明白這些，我對患者說，醫生的處方沒有問題，如果有問題，你服用第一劑就會不舒服了，而事實是你自己說服用前三副效果很好。這中間可能是你這幾天生了些悶氣，氣鬱在體內，所以感到不適，方中加上一味疏肝的藥就可以了！

「不會這麼簡單吧？我懷疑是慢性中毒了！」

「這樣吧，如果你不信，你可以先包十克薄荷回家，泡泡茶喝，如果下午不痛了，說明我的看法是正確的。如果還痛，你再來找我們！也就這幾個小時，不會延誤你的病情！」我誠懇地說。

「那好吧！」病人拿著十克薄荷走了！

「薄荷能解決問題嗎？」專家疑惑地問我。

「肝為將軍之官。患者性情剛烈，養肝、鎮肝、瀉肝、柔肝同時運用時反佐一味疏肝之藥，則病情好轉更快⋯⋯。」我分析道。

專家一下子明白過來。「看不出啊！小夥子，你對中醫的理解還有如此的深度！」

「我自小開始學習中醫，大學畢業後因就業困難，自學藥學，考取藥師，現在正準備考取醫師！」

「考醫師得報名啊，再過幾個月就要報名了，要不要我給院長說說？」

「那好啊！」很高興專家這時能幫忙。

當天下午，上午的患者來到醫院，剛進門就喊：「那位小醫生呢？」

「哪位小醫生？」導醫問。

「就是上午讓我喝薄荷茶的。」

「那是我們藥房的余主管。」導醫一邊回答，一邊叫我。

「情況咋樣了？」我笑著問道。

「你給我的不會是止痛藥吧？」

上海人疑心真重，我心裡想，「不是的，難道你喝不出薄荷味道來？」

「是有股子薄荷味！也真是怪，喝了半杯薄荷茶，就不疼了，全身也立即輕鬆了，大腦也清醒了不少。看來還是你說得對，老頭子這兩天氣了我，所以才發這怪病，上午真是錯怪你們了……。」

「那剩下的幾副還加薄荷嗎？」

「加！加上就不怕生氣了！」我開玩笑。

太平方的大道理：用藥目的在激發人體自療潛能

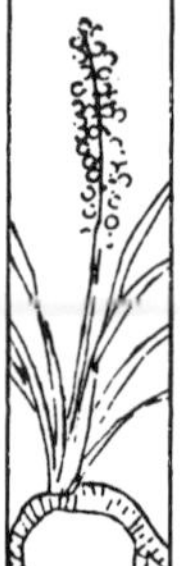

自那以後，專家劉主任經常主動和我打招呼，還幫我辦好了醫師考試報名的事，我也經常到他的診室坐坐。上海話我聽不懂，什麼阿拉阿拉的，一句也搞不明白，主任就用普通話和我慢慢交談。有時來了病人，他也給我學習的機會，切切脈，一同分析病情；有時候也讓我開處方，他簽字。

一次有個急性球結膜下出血的患者前來就診，劉主任看了說這個病不重，但治療好至少五天時間，而病人說明天下午要主持節目，明天必須要好。

劉主任搖搖頭，問問我有什麼高招。

「桑葉八十克，生麻黃五克，煎水一千五百毫升，當茶慢慢服用，明天中午就好了！」我淡淡地說。

「真的？」病人驚奇地問道。

「應該沒問題！」小時候我二嬸得此病，單用桑葉就治療好過，只是得兩到三天；學了

《內經》，明白了「火鬱發之」後，在桑葉基礎上增加了小劑量麻黃，用了幾個病號，效果比原先更好。

劉主任按我說的給病人開了處方，我給病人抓了藥。三天後，病人寫來了感謝信，感謝醫院中醫科門診及時為患者解除了病苦，而且花的錢又很少！

以前還對我有些懷疑的劉主任，主動向醫院請示，建議讓我每天陪專家坐半天門診，我的臨床生涯就這樣開始了。

劉主任用藥以輕靈見長，並非所謂的太平方。他給我舉了個例子，醫生看病下藥，如同用柴刀劈柴，力量要適當，用小了劈不開，用大了，柴劈開了，但地上也被劈了個大坑。用藥不能一味追求大劑量，醫生靠的是技術吃飯，不是賣藥吃飯，只要辨證準確了，一味藥三五克也能解決問題。四兩撥千斤，用藥的目的是激發人體潛在的能量，而不是代替臟腑的功能。比如補腎，四十歲以下的患者，用藥不可峻補，否則臟腑功能會因為峻補太過反而受到抑制，停藥後一段時間反而病情加重。用藥引導，恢復臟腑功能，讓他們相互之間能夠協調、相生，正氣自然會慢慢恢復……。

劉主任的話改變了我對南方中醫用藥的看法，也改變了我讀大學時對《中藥學》上用量不大的看法。

幾年後的今天，當我用一包小柴胡顆粒治好病人的感冒時，我才深切地體會到，劉主任當年這番語重心長的話意義何等深遠。中醫的精髓是辨證施治，只要辨證準確，小劑量也能起到很好效果；如果辨證不準確，盲目大劑量處方，反而損傷人體！

而對於一些慢性虛勞的患者，我會採用小劑量調理，慢慢恢復患者臟腑的功能，而不是大劑量用藥，暫時替代臟腑功能。正如《太氏藥譜》所言：「凡久病、重病和老年性疾病，往往胃氣虛弱，不耐重劑，須從小量、微量開始。欲速則不達，好比奄奄一息的火爐，加煤是必須的，但若多量猛加，反而滅火。如果由微量開始，少添、勤添，很快就能燃燒起來。治病的道理同樣如此，輕可去實，可以理解為以輕治重，輕中出巧，輕中寓速。好比桌上的灰塵，用雞毛撣輕拂即去，若用大掃帚，不僅去塵不淨，反而刻痕留跡……。」

就這樣我在這家醫院一邊當藥房主管，一邊陪專家們坐診，一邊準備我的執業醫師考試。一年後，當我在網上查詢到我的執業醫師考試成績時，我鬆了一口氣。從四歲開始學習中醫，到現在，奮鬥了二十多年的我，終於得到了國家的認可，成為了一名合法的執業中醫師……。

我站在上海的外灘，拿著薄薄的執業醫師資格證書，暗下決心，一定要將我的國醫館辦起來，我要擁有自己的「同仁堂」……。

第十八章

開創自己的「同仁堂」

為了創辦自己的「同仁堂」，我再一次選擇了從頭做起，
從上海回到了大山深處，我堅信中醫的根在基層，
而不是在霓虹燈下的都市……。

如果將人生一分為二，前半段人生哲學是不猶豫，後半段人生哲學是不後悔，面對人生，既要有當機立斷的決心，更要有不後悔的氣魄……。

獲取執業醫師證後，醫院領導也看出了我對中醫的摯愛和學習中醫的天分，決定將安排我到另外一所分院單獨坐診，而且工資也多了很多，面對這些誘惑，我謝絕了。為了創辦自己的「同仁堂」，我再一次選擇了從頭做起，從上海回到了大山深處，我堅信中醫的根在基層，而不是在霓虹燈下的都市……。

按照早已想好的字型大小「任之堂」，我順利在工商局進行備案，然後按照藥監局的要求提供申報材料，同時進行門面裝修，一切按照計畫進行，非常順利，一個月後便開業了！

切脈，切出好口碑

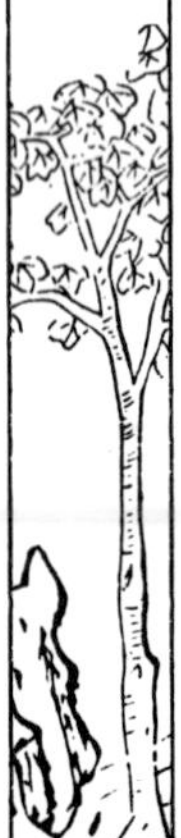

回想二十多年來所走的中醫之路，想想太爺對我的期望，再想想中醫的現狀，開業前幾天，我為我的任之堂寫了傳：

> 天將降大任於斯人也，必先苦其心志，勞其筋骨……。
>
> 今吾中華傳統之醫學，受西方醫學之影響，已漸失其本色，迷失其方向，為繼承、弘揚傳統之醫學，使之發出璀璨光芒，於乙酉年之仲夏，創辦任之堂大藥房，取「任之」乃為弘揚祖國醫學之重任盡綿力之意也！
>
> 願吾華夏之醫學同胞，勤思黃帝之古訓，緬懷神農之艱辛，借「西」以揚「東」，習「古」而博「今」，共為中華傳統醫學之復興而奮進……。

讀著這篇簡短的任之堂傳，回想這二十多年的求索之路，再看看剛剛成立的任之堂，我感慨萬千！七月二十八日，這個永生難忘的日子，我終於擁有了屬於自己的「同仁堂」——任之堂！

開業後的一段時間，生意正如我預計的那樣，非常不穩定，也十分清淡，每天也就十幾個人過來買藥，基本沒有專門過來看病抓藥的。

我對自己的要求：凡是進店買藥的，都得讓病人服藥後有效！於是就出現了病人過來買盒銀翹片，我也給病人切切脈。很多時候，病人買藥是盲目的，他們也不知道服用什麼藥合適，通過切脈，不僅告訴他目前需要解決的問題，而且告訴他們身體還有什麼慢性病，應該如何調理。切脈的準確性很多時候讓病人吃驚，通過切脈後，再建議給病人服藥，往往幾塊錢就能起到很好的作用。慢慢的，藥房成為周圍低收入人群的看病中心。

有一次，有個老爺子過來買止瀉藥，我切了切脈，脈象洪實有力，我說：「您是不是拉肚子時肛門發熱、發燙？」

「是啊！前幾天吃了牛肉火鍋，太辣了，拉了兩天，還不舒服！」

「您不能吃止瀉藥，得吃三黃片，將體內的熱毒清理乾淨後，就不會拉肚子了！」

「三黃片不是瀉藥嗎？吃後會不會拉得更厲害？」

「不會的！吃兩天就好！」

病人將信將疑地買了盒三黃片走了。第二天逢人就誇我用三黃片治好了他的拉肚子。就這樣，老百姓的口碑遠遠比廣告效果好，藥房的知名度慢慢傳開了，附近的居民都知道藥房有個會切脈的年輕中醫。

打賭治病，為自己也為病人

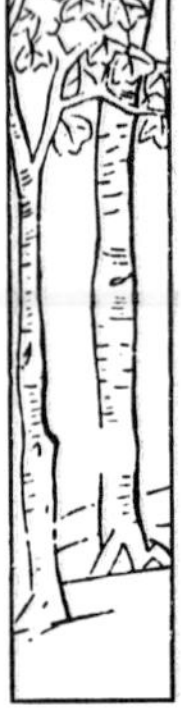

開業三個月後發生的一件事，一下子改變了藥房的狀況。那天上午，一對中年夫婦過來就診。

「聽說你切脈有兩下子！你看看我老婆是啥病？」男的帶著一種不屑的口氣說道。

病人坐了下來，通過望診，患者雙手紋路很亂，滿臉寫著一個大大的「困」字。切脈，左寸沉遲而細，左關鬱澀，右尺沉緊，但左手寸脈上魚際！

「病人應當平素性情急躁，肝膽之氣鬱澀化火，形成膽火擾心的病機；中焦火重，熱擾胸膈，喜食冷飲，冷飲過度，有形成腸道寒濕過重，心與小腸相表裡……。」我一邊切脈一邊想。

我說：「長期失眠，伴心煩口苦，喜食冷飲，大便不規律，時乾時稀；經期小腹冷痛，月經延遲，色黑成塊；冬天兩腿怕冷！」

兩口子聽我說完直發愣，男的說：「你咋知道的？」

「脈象上寫著的啊，很清楚！」

「看不出，還真有兩下子！實不相瞞，我就是這附近廠裡的職工，大家都聽說你切脈很準，想過來找你看看。今天我們是打頭陣，你將我老婆失眠治療好了，我幫你宣傳！」

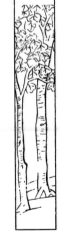

「我現在每天晚上服用十片安定片，才能睡上三小時。這幾年，中西藥吃了不少，有的說是心血不足，有的說是腎陽虛衰，有的說是心虛膽怯，服藥幾年，也未見好，還從北京買了幾千塊錢的藥，也不管用！你有把握治療好？」從女的話中可以看出的確吃了不少中藥，連中醫術語都是一套一套的。

想想病人雖然上熱下寒、虛實夾雜，但畢竟年紀尚輕，服藥見效也快，我便說：「應該沒問題！」

「我們上當上怕了，就為這個失眠，花了幾萬塊錢了！這樣吧，如果你有把握，你就下藥，但我們先不付錢，等見效了再付錢！」男的說，「我就是這廠裡的職工，只要有效，我們是不會賴賬的，不會跑路的！」

「有意思！看來我得用醫術賭上了！」我心裡想。

看著長期被失眠折磨的患者，想想太爺教給我的行醫準則，給不給錢也就算了，治好了也算積德行善，我爽快地答應了。

「三天見效！這三天妳不用服任何西藥，而且不能喝任何冷飲！」

「優酪乳也不能喝嗎？」女的問道，「每晚我都喝杯優酪乳的！」

「不要喝！」我一邊開處方一邊回答。

「藥放在你這裡煎，每天三頓我們過來喝！這樣你我都放心！」男的補充道。

「我相信你們，我也相信我的醫術，哪兒喝都一樣！」我以梔子淡豆豉湯、黃連溫膽湯合理中湯加減開了三劑。

患者服用第一劑後，反應不明顯，但早晨起床時感覺不累了；服完第二劑，晚上能夠深睡兩小時；服完三劑後，能夠入睡四小時，患者感覺是三年來休息最好的一晚。第四天過來付藥費，同時帶來了廠裡四五個患者。

該患者服用十二劑後完全治癒，一年後仍然睡覺很好。

打賭治病的故事在廠裡幾天就傳開了。此後的一個月，廠裡每天都有一二十人過來切脈看病，有患風濕的，有患肩周炎的，也有腰肌勞損的……。

「任之堂」的名聲也隨著人們的口碑慢慢傳開來！

第十九章

中醫的發展不能排斥西醫的診斷技術和診斷結果。
……只有深入地學習了西醫，才能將中醫的發展推向一種高度，
一種讓西醫甚至世人都能接受的高度。

借「西」揚「東」，學中醫應有的高度

山不辭土，故能成其高；海不辭水，故能成其深！

太爺說過，要切到一萬個人的脈，才會對脈象有整體的感覺。任之堂開辦一年後，我統計了一下，開了七千多張處方，加上平時切脈後直接出售成藥，應該足足切到了一萬個人的脈象了。太爺說的沒錯，當切到一定人數的脈象後，對脈象的理解自然而然會有深刻的感受。

斜飛脈、反關脈這些臨床上不常見的脈象，一年內我遇到了二十幾例；脈率一息四至為平，而臨床上經常幹粗活的和當過兵的患者，脈率常不足四至，一分鐘五十多次，也是正

常的，並非寒證；心動過速的患者，一呼一吸，五、六至也並非是熱證，有時還是寒證；脈長的有的長至肘關節……。

見多了，就會明白每個人是不一樣的，正常的脈象也有很大的不同，就好像人的膚色也有黑、白、黃，人種不同，膚色自然不同；有的人脈偏浮，有的偏沉，有的稍短，有的稍長。但太爺教的「鬱脈」診病，確是永遠不會改變——無論在什麼人身上。

要發揚中醫，先了解西醫

有一次來了個四十歲左右的病人，身體魁梧，開著轎車而來。切脈後脈率大約五十五次左右，六脈平穩，唯左尺沉緊，右寸稍滑。

「沉緊主背痛，亦主腰膝。」膝為筋之府，肝主筋，如果膝關節疼痛，左關當有鬱象；如果腰痛，右尺也應當有反應；結合右寸出現滑脈，可以推測為患者背痛。看病人精神狀況及指甲顏色，並非寒濕體質，脈率遲乃正常脈象……。

想到這些，我便說：「你當兵時背部曾經受過寒，而且當時病情重；這些年調理後，雖然很少復發，但背部總覺沉重……。」

我還沒講完，病人大吃一驚，問我怎麼知道他當過兵，而且背部曾經受過寒？

我笑了笑。作為中醫，當想通一些道理後，病人就會認為中醫很神奇，連以前幹過什麼工作，出生時是不是早產都知道，好像神算子似的！這就是中醫的魅力！

太爺苦心教導我學習脈學，當我切了一萬多人的脈象後，再看看《診脈心法》，我會發現其中的不足，我也盡力去完善它。我會將頸椎病、乳腺增生、卵巢囊腫、子宮肌瘤、膽結石、淺表性胃炎、膽汁逆流性胃炎等這些西醫診斷的疾病的脈象，總結後記載下來。中醫的發展不能排斥西醫的診斷技術和診斷結果。

每當我完善一種疾病的脈象，我就會想起當初太爺激勵我上大學而不是激勵我上衛校的原因。只有深入地學習了西醫，才能將中醫的發展推向一種高度，一種讓西醫甚至世人都能接受的高度。我知道這條路還很長。切脈時我會同病人講，你患的是膽囊炎，按照中醫來說是膽火過重，從不同的角度分析疾病，瞭解疾病，解決疾病……。

偏方，真的好好用

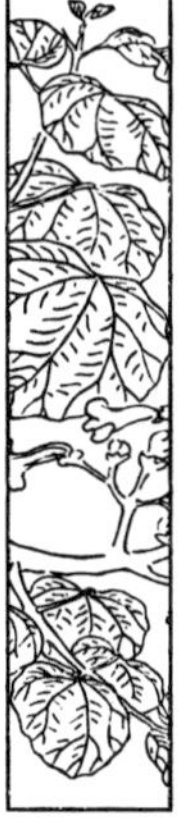

「醫生救人，十個治好八九個就很不錯了；治不好的情況有很多原因，不能因此而灰心喪氣，更不要因治好幾例而驕傲自滿。醫生永遠有解不開的難題，如果沒有，那首先醫生自己就可以永遠不死。醫生總會不斷面臨新的疾病，新的困擾，這是自然規律，同時也說明人身奧祕之無窮無盡，並非一朝一夕可以參透；不要放棄困難，要不斷總結已取得的經驗，為新的問題做準備……。」想著太爺的話，結合臨床的工作，我深深理解了太爺當年的良苦用心。

有一次，一個老病號介紹一個扁平疣患者過來就診。我曾經在書上看到過這樣的病例，記得案例上用木賊草加香附子煎水外洗可治癒，但我沒有試過。看到這個病人的情況，我將木賊草和香附子各秤了三十克，共五副，讓病人回家煎水外洗試試。病人走後我查閱大量資料，發現治療此病方法很多，但療效都不肯定。

一周後病人過來複診，還是老樣子。我又建議病人服用薏苡仁粉，每次十五克，每日三次，連用十天。十天後病人過來複診，病情還是沒有好轉。

難道是沒有想通這裡面的道理？我安慰病人：「是病都有辦法治療，給你使用的方法，有些人是有效的，先回家再觀察三天，三天內我給你想個好辦法。」

病人非常信任我，高興地走了。而我卻陷入沉思。西醫認為扁平疣是一種病毒性皮膚病，主要侵犯青少年，中醫稱「扁瘊」，各家說法均不一致，如何是好？

下午我正在翻看醫書時，一位老漢進來，問我有沒有開水，想討杯水喝；看到外面天氣炎熱，我給他泡了杯綠茶。見我如此禮遇，老漢不停地道謝，一邊喝茶，一邊問我找啥資料，我說查查治療扁平疣的資料。

老漢笑了笑：「扁平疣是病毒感染引起的，不是一般的藥能搞好的！」我不禁有些詫異，看著老漢滿是老繭的手，沒想到說的還很在行。

「我學過醫，不過是自學的，四十歲以前也是靠給別人看病養家，後來因為沒法取得行醫證，不讓幹了。不像你們年輕人，能考上醫學院，畢業可以考取行醫證，幹自己想幹的事情……。」老漢一邊嘆息，一邊說道。

看到他很渴的樣子，茶喝了半杯，我立刻給他滿上。

「你小夥子心地不錯，我教你個方吧，就治療這扁平疣！」

「你說說看！」

「雄黃是殺病毒很厲害的藥物，你將艾葉研成艾絨，加上雄黃細粉混勻後，用火紙捲成艾條狀，遇到扁平疣的病號，點燃後用煙熏母疣，熏得發黃發黑就行了；每天熏一次，連用四天，十天左右都會消失掉！」

「這麼簡單！」

「不相信你試試看？你的茶我也喝完了，該去幹活了！」

「你現在沒當醫生，在幹啥呢？」

「扛包，在火車站扛包掙錢餬口啊！」老漢說完就走了，走出門後又返回來對我說，「《醫學綱目》這本書很好，你可以看看！」

「學了幾十年中醫，最後靠扛包餬口……。」我嘆了口氣。

我按照老漢的辦法治癒了扁平疣患者，效果的確如老漢所說的，非常神奇。從那次事件後，我深切地感受到，中醫的根的確在基層。

藥房開的時間長了，周圍的百姓也都成了朋友，他們也給我講了很多當地確有療效的單方、驗方，我也在臨床中將這些辦法應用到病人身上。

「香油滴鼻子治療各種鼻炎！」這是賣油的告訴我的。

「小紅乾辣椒三十個，白酒半斤，泡一周後外擦，治療風濕關節痛！」這是賣菜的阿姨說的。

「感冒後出現鼻塞不通，睡覺時戴上帽子出出頭汗，鼻塞就好！」這是一位練氣功的師傅告訴我的。

「APC①泡腳治療腳氣！」

「蒲公英和白蒺藜共研粉治療眼疾！」

「傷濕止痛膏貼天突穴治療咽喉部不適！」

「桑白皮煎水洗頭，治療脫髮！」

「雞油外塗治療油漆過敏！」

……。

我一邊運行中醫的辨證論治，一邊結合一些單方、驗方診治病人。隨著病人的增多，也有許多從周邊縣城過來看病的患者，任之堂就這樣慢慢的成長起來……。

①aspirin, phenacetin, and caffeine，簡寫成A.P.C.，即複方阿司匹林，是一種複合鎮痛藥物，含有阿司匹林，非那西丁，咖啡因。

第二十章

西醫沒有效果，中醫難道就該主動退縮？主動放棄？
太爺一生看病從來沒有退縮過！即使病人只剩下最後一口氣了，家屬找到太爺，
太爺也會幫忙出出主意！我不能讓太爺失望，更不能在我手中讓病人絕望！

救與不救，面對疾病的抉擇

一個人最大的破產是絕望，最大的資產是希望！
在二〇〇六年這一年裡，我遇到了三個「破產」的家庭……。

早逝的天使，心中的痛

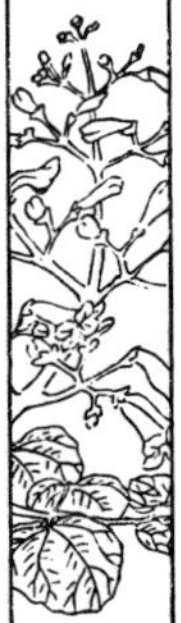

隨著我看病人的增多，有不少老病友就給我介紹新的病人。二〇〇六年九月，一個在網路尋求治療白血病的當地人被介紹到我這裡來。那天上午，天氣有些陰冷！

患兒劉娜，女，七歲，因患周身疼痛在當地三甲醫院住院檢查，確診為急性白血病，

AML-M5a①型，做了幾次化療後，病情沒有明顯緩解，頭髮開始脫落，周身疼痛，面色恍白……。

患兒父親通過網友介紹找到我，我一邊看著化驗報告，一邊切著脈，血象（指血液的一般檢驗）：白血球一五二〇〇個／每立方毫米血液②，紅血球三〇〇萬個／每立方毫米血液③；骨髓象（即骨髓細胞學檢查）顯示骨髓增生明顯活躍。脈象雙側尺部沉細而軟，關部鬱澀。患兒雙手手心發熱，幾顆門牙上面呈現細小鋸齒狀……。

看到醫院的診斷和西醫治療過程，我想退縮，畢竟活潑可愛的小姑娘是一條生命，而我以前沒有治療過這類疾病，萬一……。

小孩父親看出了我的猶豫，「我們以前也不敢到小醫院、診所治療，但最近有五六個人向我提到過您這兒。醫院化療了幾次也不見好轉，就幫幫我們吧，這個病是不好治療，但總不能放棄啊！我們最近也找過不少中醫，一聽說是白血病，就不給開藥了！小孩子很可愛，我們做父母的也不忍心……。」還沒有說完已經泣不成聲。

聽著他說的話，我一邊想：「西醫沒有效果，中醫難道就該主動退縮？主動放棄？太爺一生看病從來沒有退縮過！即使病人只剩下最後一口氣了，家屬找到太爺，太爺也會幫忙出出主意！我不能讓太爺失望，更不能在我手中讓病人絕望！」

①Acute myeloid leukemia，簡稱AML，即急性骨髓性白血病，是一種骨髓性造血芽細胞異常增殖的血液惡性腫瘤，白血病的一種。

②白血球數的正常值：成人3,800-10,000個／每立方毫米血液（人體可接受到17,000個）。

③紅血球數的正常值：4.0-6.0百萬個／每立方毫米血液。

於是我點點頭，再次切脈，白血病既然是骨髓的問題，那我就從腎、從骨來分析下藥。青蒿十二克，胡黃連十克，鱉甲十五克，秦艽十克，地骨皮十五克，銀柴胡十克，知母十克，生地榆十克，人參八克，白朮十克，黃耆十五克，防風十克，當歸八克，生甘草八克。我以清骨散和玉屏風散為基礎方開了十五天的藥。

患兒服藥七天後，身體疼痛大為緩解；服完十五副，複查血常規，白血球、紅血球均轉為正常！我有些驚喜，看來思路沒錯。患兒食欲較差，複診時我加上健脾開胃的藥物，就這樣以清骨散加減，根據脈象調整處方，十五天一個療程，十五天複查一次結果，三個月後，所有化驗室檢驗結果均正常。

面對疾病，醫學仍有未竟之處

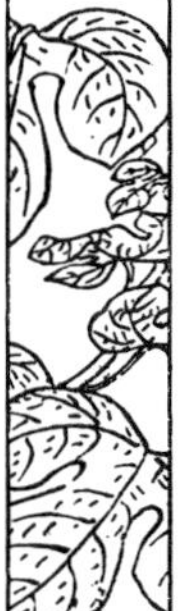

家長非常滿意目前的療效，以為患兒已經康復，於是將醫院與該患兒同時確診的另外兩名白血病患兒介紹過來。這兩位患兒因化療副作用太大，效果不理想，聽說劉娜效果不錯，也要求服用清骨散加減的湯藥。看著三個可愛的小孩一天天恢復，我夢中也會向上帝祈禱，希望他們能夠健康地成長起來！

白血病患兒的抵抗力很差，從脈象來看，肺氣嚴重不足，我一直希望處方中加上玉屏風散能提高抵抗力，但還是不理想。三個月後，體質最差的那個女孩，因感冒繼而併發肺炎，中藥停止服用，抗生素治療，十天後病情立即加重，醫院建議患者做化療，從感冒開始不到兩月就走了。

每當我想起這個小女孩，我就非常內疚，中醫為什不能很快恢復她的抵抗力。如果抵抗力強點，那感冒就不會發展到肺炎……。

剩下的兩個患兒，一個到北京治療去了，而劉娜繼續在我這裡治療。治療腎和骨髓的同時，我開始著手從脾胃來調理，土能生金，我相信通過調理脾胃功能，肺氣會充足起來。半年後患兒體質明顯增加，飲食也很好，開始正常上學了。但每天喝上三碗中藥，患兒很難接受，家長問有沒有更好的辦法。我也是第一次治療白血病，建議家長將目前的檢查結果拿給醫院專家分析分析，也許中西藥結合會有更好的結果。

專家看了結果說，如果這個結果能保持三年，應該就沒事了！

「吃三年的中藥也沒啥事，關鍵是小傢伙喝不下去了，咋辦？」家長著急地問我。

「可以考慮做成丸藥，這樣服用方便些，但效果不好保證了！」我沉思後提出我的建議。

「現在結果已經是正常了，就吃吃丸藥看看再說吧，每天喝藥實在是很艱難！」

患兒父親的話我也不好反駁，畢竟已經喝了半年的湯藥了。我只好按照脈象，結合半年來的治療心得開了配製丸藥的處方，患兒開始服用丸藥。

二○○七年八月，通過近一年的追蹤治療，患兒的情況讓我深感欣慰。這一年來，除了兩次感冒時血液異常外，其他十幾次結果均正常。患兒父母也很高興，畢竟這一年來的治療，讓他們看到了希望。

就在大家都放鬆警惕的時候，患兒右臂上長了個包塊，到醫院治療，醫院穿刺後確診為炎性包塊，但打了一周的抗生素沒能起效；接著頸部出現多個淋巴結腫大，隨即進行骨髓穿刺，結果考慮為：白血病復發象！

想想這一年來的努力，聽到去北京治療的患兒幾個月前去世的消息，劉娜的父母一下子承受不了，他們最終放棄了，放棄了化療，也放棄中藥治療。也許他們已經絕望了！

想想這一年去世的三個患兒，「白血病」這三個字成了我永遠的心結！

我保存著所有的治療紀錄，一邊總結，一邊分析，治療的全過程究竟出了什麼錯？為什麼中藥就無法徹底治癒白血病！

每當夜深人靜的時候，每當我對學習鬆懈的時候，我常常提醒自己，中醫還有太多太多的責任和挑戰，還有不少像白血病這樣的頂峰需要去征服。

半年後，劉娜父親打電話告訴我，她妻子又懷孕了，他們正在期待著新生命的誕生，同時感謝我陪他們走過了最困難的一年。

和半年前相比，他慢慢地走出了絕望的陰影。我帶去真誠的祝福，願他們一家永遠平安！

第四部 邁向中醫的顛峰

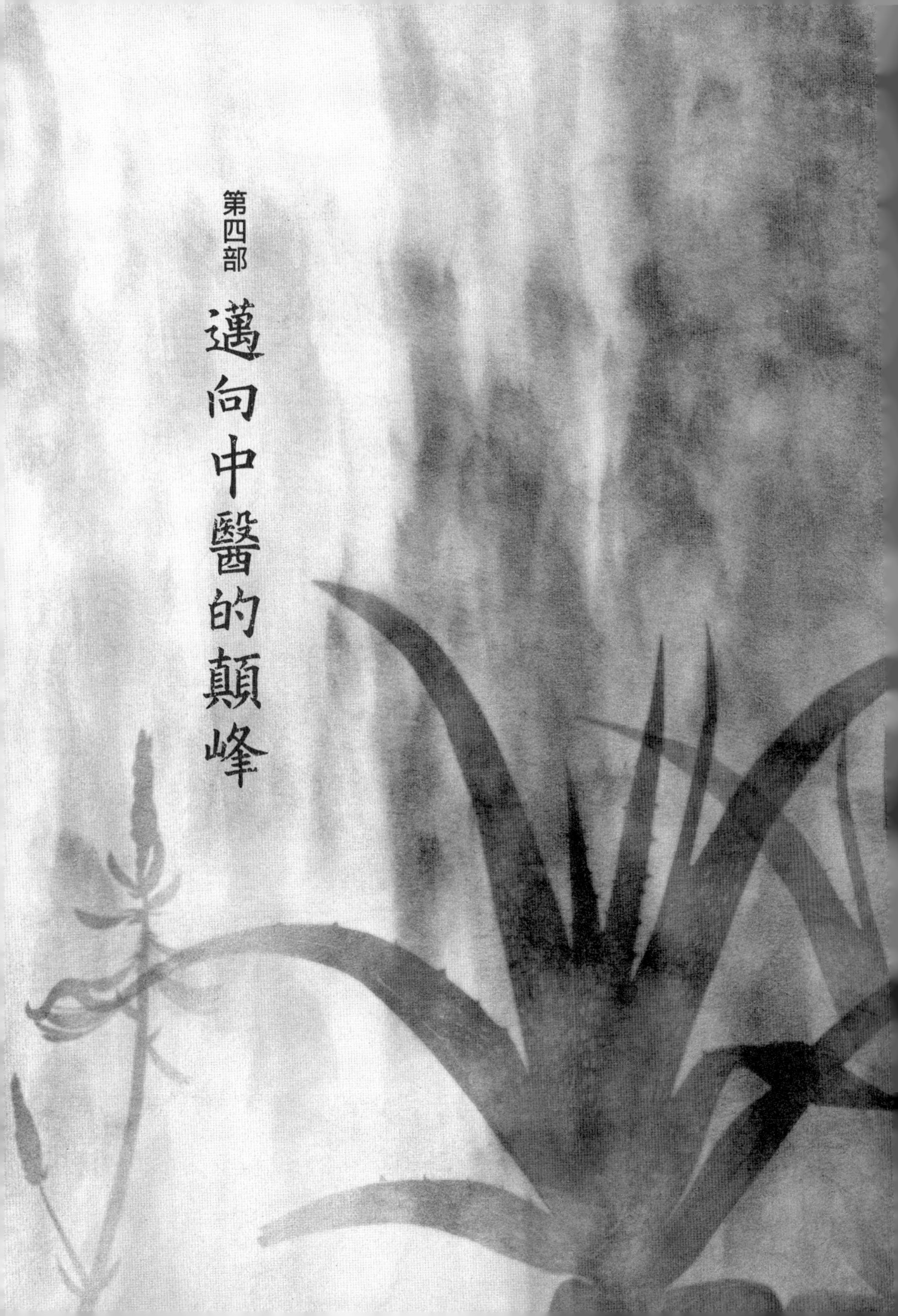

第廿一章

我站在灶前，看著灶裡的火正在燃燒，鍋裡的蒸氣徐徐上升，這些平平常常的東西，現在突然變得神奇起來。道長的一番話，如同醍醐灌頂，讓我突然明白……。

醫道無涯，民間處處有奇人

二〇〇七年的一個很平常的日子！那天下午，我的一個棋友老李過來找我。

「小余！告訴你一個好事！」老李說道。

「啥事，你還特意跑一趟！」我一邊答話，一邊起身給他倒了杯茶。

「你是知道的，我患有慢性前列腺炎，吃了不少藥，就是好不徹底。兩月前，在火車站附近有個擺地攤算卦的道士，給我開了個方，我吃了半個月就好了。我想這方你肯定用得上，所以送過來給你看看！」老李邊說邊遞給我一張處方。

我接過處方單，是寫在一張菸盒紙上，字跡灑脫，上面就寫了三味藥，枇杷葉五十克，艾葉十克，苦參十五克。

「就這？」我詫異地問道。

「是啊！就這！很便宜，一副藥才一塊二毛錢！我喝了十八副，花了才二十多一點就好了……。」

「枇杷葉治療前列腺炎？」我反覆琢磨，還真想不明白。

「他平時都在嗎？」

「有時不在。上次他告訴我，如果喝了有效，可以再找他開方治療風濕！還告訴我，如果沒擺攤，就在劉家溝半山腰找他！」

「道士姓啥？」

「姓張，七十多歲，人很健朗！」

「你什麼時候去，帶我一起去看看，我想見識見識一下這位高人。」我誠懇地說。

「沒關係，我過來就是想叫你跟我一同去的！」老李高興地說。「就今晚，我們七點出發，道長白天不在家，我已經打聽好他的住所了！」

看到老李如此熱心，我就爽快地答應了。

對證用藥，毒藥也是妙藥

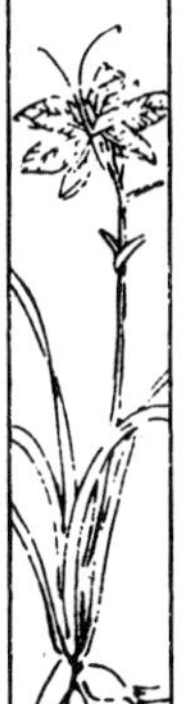

道長住在半山腰，我倆下車後爬五六分鐘的山坡才到，夜色中看到房子是石頭壘成的，很簡陋但結實；屋內有淡淡的光線，炊煙從屋頂上冉冉升起。

「張道長！張道長！」老李一邊敲門一邊喊。

門開了，出來一位穿著一身青衣的老者。

「是你啊！進來坐！進來坐！這位是？」

「他是我的朋友！當醫生的！」老李忙介紹我。

「張道長好！」我一邊問候，一邊將隨身帶來的酒放在桌子上，順便打量屋子。

房子很小，裡面就一張床、四把椅子、一張桌子、一個書櫃，角落的灶上正在蒸東西。

道長問了我的出生年月日，心裡默算了一會，然後看看我的手相，笑著說：「你這娃子不錯啊！小時候有位懂陰陽的師傅教了你八年醫學知識，他與你只有十三年緣分，能夠教你八年！福分不淺啦！」

我不禁大吃一驚，我太爺在我十三歲時去世，我五歲開始學醫，也正好學了八年，這道長還是怪厲害的！

道士給老李切了切脈，然後讓我切切脈，我切後感覺到右尺沉緊而滑。

「你認為情況咋樣？」道士問我。

「右尺沉緊而滑，沉主裡、緊主痛、滑主濕，老李應當是腰部寒濕過重。」我回答道，但我詫異的是，兩個月前老李的脈象有上越之勢，當時咽喉不適，口裡泛酸……。

「嗯！」道士點點頭，「你的脈法學得還可以，如果要下藥，你認為用哪些藥合適？」

「以溫腎健脾、散寒除濕為主，處方以附子、茯苓、白朮、乾薑為主方！」我答道。

「還不錯！看來你大學沒有白上，但這個病人寒濕非一日形成，附子力量不夠，得用川烏、草烏！」

「這兩種藥毒性太大，我還沒敢用過！」

「附子也有毒性！藥物的毒性大小與患者的病情有很大關係，如果用藥對證了，毒藥則是妙藥；如果用藥不對證，普通的藥也會變成毒藥的……。」

道長隨手給老李開了處方：製川烏三十克，製草烏三十克，茯苓四十克，生薑一百克，杜仲二十克，五加皮三十克。

交代老李頭煎必須煎兩小時，第二煎半小時就可以了，兩煎藥汁兌在一起分三次服用。

看著處方，我心裡還真擔心，也許道士認識疾病的觀念和我不一樣。

我想到枇杷葉，忙問說：「您對枇杷葉研究很深啊！」

「枇杷葉是一味君藥，不要把它當臣藥或佐藥使用。這個藥好比一位英勇善戰的將軍，卻不顯山不露水，常人都不知道它的妙處。此物能降十二經脈之逆氣，能化十二經脈之熱痰，逆氣降，痰熱除，很多怪病不治自癒……。」道士毫不隱瞞地講。

人體的氣化過程猶如蒸飯

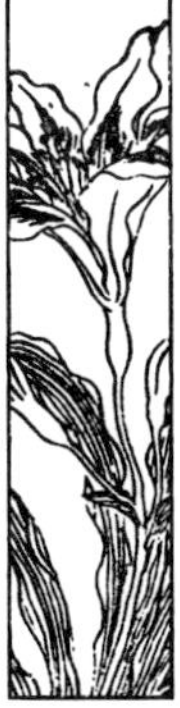

「我剛算過了，你我命中有兩次相交的緣分，今天你的到來，也算是其中一次了，我今天

給你講講人身氣化的過程！」張道長將我帶到屋角的灶邊。

「你看這蒸飯的灶！灶裡的火好比人之腎陽，鍋裡的水好比人之腎陰，而這蒸籠好比人之三焦，最上面一層為上焦，中間一層為中焦，最下面一層為下焦；鍋裡的水在火的燃燒下沸騰，產生蒸氣徐徐上升，形成上焦如霧、中焦如漚、下焦如瀆的狀況！」

「如果灶裡沒火，則水不能化氣，飯自然蒸不熟；如果鍋裡沒水，也不能產生蒸氣，飯也蒸不熟；如果中間這一層半生不熟，蒸氣上不上去，就算最下面一層焦糊了，最上面一層也熟不了啊！」

「人體也是一樣啊！腎陽虛的病人，不能氣化，氣也不能到達上焦，所以經常口乾舌燥，喝再多的水也止不住渴！很多糖尿病初期都是這樣的，水喝多了，腎陽又不能化氣，代謝也差了，水停在體內，造成身體喝水也長胖！」

「腎陰虛的病人也會口渴，喝水後口渴症狀很快緩解。但這些病人容易上火，吃下火藥當時管用，長時間吃會導致腎陰陽兩虛，就不好治了。這種病人補補腎陰，養養陰分就可以了！」

「脾胃在中焦，胃主降、脾主升，一升一降，下焦所化之氣才能上達上焦。如果脾胃鬱塞，升降失常，就如同這蒸飯一樣了，中間半生不熟，上面一層是沒法熟的。這樣的病人也會口渴，調理脾胃就好了！」

「再看看，蒸籠最頂上是個蓋子，就好比人的肺——華蓋之府，沒了這個蓋子，飯也蒸不熟，鍋裡產生的氣都給漏掉了，上升來的蒸氣溫度變低後，變成水，這個蓋子正好使其向下，沿著蒸籠壁向下流，流到鍋裡。在人體也是一樣的，下焦產生的氣，通過肺的肅降，最終變成水液通過三焦水道，進入膀胱，產生小便……。」

我站在灶前，看著灶裡的火正在燃燒，鍋裡的蒸氣徐徐上升，這些平平常常的東西，現在突然變得神奇起來。道長的一番話，讓我醍醐灌頂，我突然明白了很多疾病形成的病機……。

「時候不早了！你們回去吧！我這幾天要找我師父，會離開這裡一段時間。小夥子！我們還有一次見面的緣分，到時我再給你講些東西！」道長對我和老李說。

我們依依不捨地下了山。第二天老李在我這抓了三副藥，服完兩副腰就不痛了，長期口乾的病也好了很多。

在以後的幾個月，我一直想上山找張道長，可又擔心他不在。入冬後下了雪，看著呼呼的冷風，我擔心道長在石屋太冷，於是買了五十斤大米、兩斤好酒上山找張道長，趕到時道長正在吃飯。

「我師父算準你今天會來，一早就讓我下山，中午正好趕到這裡！」道長說道。

「喝口酒吧！這屋裡太冷了！」我把酒遞給他。

「哎！要不是我師父這些天有事情，我可以多待幾天的，看來這也是命中注定了！明天早上我就得回去了！」道長喝了口酒，嘆了口氣。

「上次給你講了氣化，這次給你講講血脈吧，幫你將中醫的氣血這兩塊內容參悟透了，對你日後很有好處！」道長開始給我講人體的血脈及一些與之相關疾病的治法……。

第廿二章

以「道」入醫

大醫治國，心中要有道，要有天下；

小醫治病，心中也要有道，心中必須要裝得下五行。

但這天下、這五行都必須順應天地之道！

一天上午，我和往常一樣，在藥堂坐診，這時藥農老張走了進來。

「小余，你好啊！」

「老張！好幾年沒見了！你咋過來了？」我一邊招呼，一邊沏茶。

「聽說你開了個藥堂，過來看看，真不錯！這麼大的鋪面，開張也不通知我一聲，我也好過來慶賀慶賀啊！」

「做點小生意，混口飯吃！你最近咋樣？道士找到沒有？」我問道。

老張一邊喝茶，一邊談起這幾年來的經歷。

沒有包治百病的絕世妙方，對症下藥才是根本

附近的武當山為道教聖地，為了找到當年救他的道士，老張多次往返於武當山群山之中找尋了整整一年，結果還是毫無音訊。不過老張在武當山倒是採到了很多珍稀藥材，也接觸了許多修道之人和當地採藥的藥農。

「這幾年來，我也算是收穫不少啊！」老張感歎道，「你送給我的《中醫基礎理論》我看了很多遍，受益不淺。以前總希望能夠得到一些好的單方、驗方，包治百病，我現在不再追尋好方了。這看病理、法、方、藥，理是第一位，道理想不明白，就算治好了病人，也是矇的，對自己醫術提高沒有好處！」

「是嗎？說說你最近的感悟，也許一些道理你比我先弄明白，讓我也見識見識！」我笑道，順手給老張倒了些開水。

「也談不上感悟，只是覺得治病找到病根太重要了！以前我治療失眠，我會立即用上夜交藤、合歡皮、酸棗仁等這些安神的藥，也有效。但總是時好時壞，病人的病情好轉不徹底，現在就不一樣了！」

「現在咋治療？」我問。

「失眠有很多原因，病因得想清楚，不能單純只想到安神來解決問題。有些病人是膽火

擾心，經常半夜醒來，難以入睡，這種病人只要清膽火就能解決問題，根本不用服安神的藥物。」

「有的病人是心火亢盛，失眠多夢，清清心火，加上點安神的藥，效果就很好。有時單純清心火，用燈芯草煎水喝，就能起到很好的療效！」

「有些病人屬於心血不足，心虛膽怯，得養心血啊！有的患者是胃腸道有問題，胃不和則夜不安，胃腸道調理好了，失眠自然也就好了！」老張一邊喝茶，一邊大談心得。

「不錯啊！你也快成失眠專家了！」我笑道。

「以前總是一心想找到絕世妙方，包治百病，現在我開始轉換思路了，開始探尋疾病的根本。書上說的同病異治，治病必求於本，說的就是這個理啊！疾病發生的機理搞清楚了，好方隨手就是。」老張感歎道。

「是啊！治病就是要治療根本，必須探索疾病的本質，盲目地追求絕世妙方不是學醫的正道。目前西醫一代代地更換抗生素，不就是想研製絕世妙藥，而人體疾病的本源又有多少人在真正探尋呢？」我在心裡感嘆道。

「老張！你的醫術又上升一層了！」

「別笑話我了！你是大學生，又有你太爺的真傳，這些東西你早就知道了，你想的可能更深入一些，我還得向你學習呢！我找到那個道長了！」

「真的！」我一下子站了起來，這可是老張幾十年的心願。

「沒能在武當山找到，我基本上放棄了，一輩子過了一半了，也有家室了，自己摸爬滾打也算入了中醫的門，只是覺得這個心願未了，有些不甘。後來我聽人說賽武當也有道士，而且治病很靈，於是我又到賽武當尋找。此山之東與道教聖地武當山相望，南同野人之鄉神農架相呼應，山很有氣勢，松柏、山石、雲霧、霞光，都相當漂亮，由於尚未完全開發，旅遊的人少，的確適合修身養性。我在山上一邊採藥，一邊打聽，花了快一年的時間，終於找到了！」

「恭喜！恭喜！」我真替老張感到高興。

醫道不分家，悟醫也是悟道

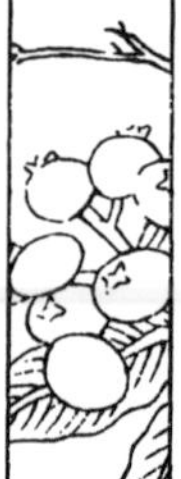

「道長姓李，已是八十多歲的人了，與幾十年前變化不大，身體很健朗，一看到他，我就知道我找對人了。李道長也還記得我，他看到我第一眼就說：『不容易啊，你算是闖過幾道關了，幾十年的敲打經絡不僅把你胎帶的病治好了，你的身體也強健了啊！』……。」老張顯得很興奮。

「道長願意收你為徒嗎？」我急切地問道。

「道長沒有表態，只是讓我先參悟一句話。」

「參悟什麼話啊！參悟透了沒？」

「沒有，我想了兩個多月了，還沒有絲毫頭緒，這不，聽別人說你在這兒開藥鋪，所以我就過來找你，讓你幫我想想。」老張頓了頓接著說：「道長問的是何為欲陽而先陰，欲陰而先陽？」

「就是這句話？」我有些疑惑。

「就是這句話，就這麼簡單！道長說醫道不分家，悟醫也是悟道，要想悟道，就得先悟陰陽，如果陰陽不明，是沒有辦法替人看病的，更別談修道了。」

是啊！藥王孫思邈，醫道同參，成為一代真人。醫道本身就是道，不想，不悟，談何成道，醫術又如何得到提高？看來，我也得多想想……。

我站起身來，一邊踱步，一邊思索著「欲陽而先陰，欲陰而先陽」。一句很簡單的話，似乎蘊含著很深刻的道理……。

我的思緒一下子回到了去年在老家過春節時的一幕。

大年三十的上午，父親在禾場邊劈柴，我在一旁觀看。只見父親舉起斧子劈下去，木柴分成兩半，乾淨利索，動作瀟灑之極。我心裡也癢癢，於是走過去對父親說：「我來試試！正好活動活動筋骨，十多年沒劈過柴了！」

父親笑了笑，將斧子遞給了我。我參照剛才父親劈柴的樣子，有模有樣地劈了起來。父親在一旁一邊抽菸，一邊看我劈柴。沒劈幾塊，我就感到雙臂發痠，頭上、身上開始出汗，似乎沒有父親劈柴時那麼輕鬆。父親笑著說：「十幾年沒拿斧頭了，能劈成這樣算是不錯了！劈柴也是有些講究的！斧子舉得要高一些，利用腰部和臂膀同時發力，人才感到輕鬆。剛才你劈柴時我觀察了，斧頭舉得低了些，這樣全靠臂膀發力，自然很累了！」

父親一邊說一邊示範，我按照父親的指點，果然輕鬆了不少。我一邊劈柴，一邊想著父親所說的話。「劈柴也是有些講究的，斧子舉得要高些，利用腰部和臂膀同時發力。」看似簡單的劈柴動作，若不經父親的指點，還真是沒想到這些。隨後我想到了打拳，拳擊手出拳時，總是先將拳頭收回來，再打出去，這樣才有力道，與這劈柴倒有幾分相似的道理啊。劈柴是「欲下而先上」，拳擊手出拳則是「欲出而先收」，我一邊劈柴，一邊思索。

父親看出了我走神，擔心劈出什麼意外，讓我別劈了，剩下不多的，他收尾好了。我站起身，試著拳擊手出拳的樣子，思索這其中的道理……。

妻子走過來，笑著挖苦我：「又發什麼呆，劈了幾塊柴，還劈出感想了？」

我笑著說：「這下大發了！」

「欲下而先上，欲上而先下；欲升而先降，欲降而先升；欲寒而先熱，欲熱而先寒；欲補而先瀉，欲瀉而先補；欲散而先收，欲收而先散……。」我一口氣說了很多。

「什麼意思啊？」

「妳看這劈柴，要想斧頭下去有力道，得先將斧頭舉起來，舉到合適高度，下去才有力道，不是欲下而先上嗎？」

「那欲上而先下作何解釋？」

「我們跳高時，先蹲下來，再向上跳，才能跳起來，才能跳得高，這不是欲上而先下？」

「有那麼回事，繼續說！」妻子也來了興趣，就連劈柴的父親也停了下來，聽我講了。

「欲升而先降說的是用藥治病了，如果想用藥升提人體的氣機，得先考慮反佐什麼降氣的藥，這樣氣機得以升發，而不會升發太過，同時升發力度也會增強！」

「欲降而先升，如果想用藥降人體的氣機，得先考慮反佐什麼升氣機的藥，這樣氣機得降，也不會降得太過，同時降氣的力度也會增強！」

「有這樣的配伍嗎？」

「有啊！只是以前沒有想通這些配伍的妙處，今天想通了。比如枳殼配桔梗，兩者用量相等，一升一降，調節人體氣機；如果桔梗量大，枳殼量少，則以升提氣機為主；如果枳殼量大，桔梗量小，則以降氣為主。還有枳實配白朮、珍珠母配柴胡等。」我興奮地說。

「欲寒而先熱是指運用寒涼的藥物來清人體熱邪時，先要考慮反佐一味溫性的藥物，這樣不會因為大量寒涼的藥物進入體內，導致經脈收縮，氣機不暢，形成寒藥包熱邪的『寒包火』的變證，同時有溫藥開路，寒藥才能深入熱邪中央，起效更快！」

「欲熱而先寒是指運用大量補火散寒藥時，先要考慮反佐一味涼性的藥物，這樣散寒的效果會更好。就好比冰凍的肉塊，放在溫水中融化比放在沸水中融化還要快，一樣的道理！」

「臨床上寒熱搭配的藥物有嗎？」學西醫的妻子問道。

「有很多啊！比方半夏瀉心湯中的黃芩與乾薑，烏梅丸中黃連、黃柏與細辛和乾薑，芍藥湯中的大黃與肉桂！」我輕鬆地回答道。

「欲補而先瀉是指運行補藥的同時，搭配一些瀉藥，瀉去邪氣，補藥發揮作用更強，就好比六味地黃丸，三補三瀉，經典妙方！」

「欲瀉而先補也是很常見的，治療風濕時，運用祛風除濕藥物的同時，適當運用補氣的藥物，這樣祛風除濕的力度更強；運用破氣、理氣的藥物治療氣滯時，配合使用補氣的藥物，這樣破氣而不傷正氣，破氣力度也會加強。欲散而先收，欲收而先散，同樣運用了相同的理論……。」

如今想來，去年劈柴的感悟不正是「欲陽而先陰，欲陰而先陽」！

我耐心地將我的感悟解釋給老張聽，老張聽完後一拍大腿，然後緊緊地握著我的手，很激動地說：「我終於明白了那些經方寒熱搭配、攻補同施的配伍意義了！」

「說說看！」我鼓勵道。

「這六味地黃丸，三種補藥，三種瀉藥，我以前一直就不明白，補腎就補腎唄，幹嘛又要用瀉藥啊。現在可算明白了，寓補於瀉之中，這樣祛邪而扶正，更能增加補腎的效果。還有……。」

「還有小青龍湯中的細辛與五味子，大青龍湯中的麻黃與石膏，麻黃湯中的麻黃與杏仁！對吧？」

「對！對！你的一席話讓我明白了很多道理啊！晌午我請客，我們一醉方休！」

「酒就別喝了，下午還有病人。乾脆你也別走了，中午在我這兒搞點便飯，下午一起看看病人，你也露兩手。」

「客氣了！你的悟性比我高，我們還是相互學習。」

爛南瓜中悟出治療濕熱的李道長

下午我看了十多個病號，其中有一個病人讓我記憶非常深刻。

三十四歲男性患者，小便淋瀝不盡二年，在三甲醫院確診為「慢性前列腺炎」，前列腺液常規示白血球（＋＋＋），卵磷脂（＋），治療一個月，症狀稍好轉，但數周後稍飲酒復發。患者非常苦惱。苦著臉對我說：「醫生，你看我一個生意人，平時應酬都有，不可能一年到頭不沾一滴酒吧，那樣生意也沒法做了！我這病醫院治療一個月才好點，前幾天喝了一場酒又犯了，你一定得幫我想個辦法，不然太痛苦了！」

我診診脈，患者右手脈象有下陷之勢。脾本升清，脾氣下陷，土入水中，清氣不升，清濁相混，濕被熱煉，化為濕熱。女性則患婦科炎症，男性則最易患前列腺炎。前列腺外有結締組織包裹，非一般藥物能入，所以常規治療難取效。時間久了，脾氣下陷，脾能生肺，也就是土不生金，導致肺氣虧虛，造成金也無法生水。腎水既無金之化生，又受脾土所乘，病人自然就腎虧了，表現為性欲下降，腰痠背痛，精力較差……。

我給病人用了六味地黃湯加上艾葉、天丁、白朮、蜈蚣、萹蓄、紅藤、土茯苓、馬鞭草等。意喻扶正祛邪，攻補兼施。用天丁的目的在於增強藥物的穿透力，以期藥效直達前列腺。老張看了看我的方子，對病人說：「你回家弄上一斤生南瓜子，每天吃一小把，配合中藥，效果會更好。」

病人走後，我忍不住對老張提出了我的疑問：「為什麼要用南瓜子呢？」

「前列腺炎的中醫辨證多為濕熱，原由為土陷水中，對嗎？」

「是啊，這一點從脈象上來看，也是很清楚的！」我有點詫異。

「治療的關鍵在於升脾氣，而不是祛濕熱；脾氣不升，濕熱永遠也除不乾淨。我想你方中用白朮也是這個目的，用白朮恢復脾之升清功能，同時加上補腎和除濕清熱的藥物，從三個角度入手，處方的確很妙。但白朮現在品質都不是很好，加上南瓜子就好了。」老張慢悠悠地說。

「難道南瓜子就可以恢復脾之升清功能？」我有些疑惑。

「去年碰到李道長，他教了我南瓜子的妙處！這裡面有個故事。」

有一年李道長種了一株南瓜，長勢很好，到秋天成熟了一個大的南瓜。可惜幾個月不在家，結果好好的一個南瓜就這樣爛掉了。第二年，李道長發現在爛南瓜的地方長出了許多南瓜苗！

「這很正常啊！」

「我也認為很正常，可李道長認為不簡單！」

「南瓜爛掉了，化為一包腐爛又臭的稀泥，南瓜子在這稀泥中待了幾個月，應該爛掉才對，現在沒有爛掉，就有問題！」

「什麼問題？」

「南瓜子處於濁陰之處而不腐，來年能從濁陰之中長出新苗，這就不簡單啊！」

我看著眼前的老張，想著李道長的話，感覺道長對身邊事物的感悟已經到達了一個高度，一個我無法企及的高度。

幾天後，病人反應服用中藥，吃生南瓜子，療效的確很好，我不得不佩服老張和李道長。

後來有一次，我讀到《太氏藥譜》，在書中看到了關於冬瓜子的感悟：

用冬瓜子治療肺病、腸癰在《金匱要略》中皆有記載，而冬瓜乃瓜果菜食之物，其子何能有此效？常見冬瓜子拋入豬糞坑中而不腐爛，次年凡施用豬糞之處可自然生長冬瓜。於穢濁中生長的冬瓜，其味甘淡，甚為爽口。注意觀察這一現象，從中悟出冬瓜子「極善濁中生清，其子抗生力強，更屬清輕之品」。根據冬瓜子升清降濁，清可去實的特點，用來治療咳喘膿痰、肺癰、腸癰、婦科帶下以及濕熱病過程中出現的濕濁阻滯，都具有顯著療效……。

我不由得感歎：醫路雖廣，道卻一同！

老張拜訪我後十天左右，他又來找我，滿臉既是高興，又是失望，我不由得詢問起來。

老張對我說，「李道長聽完我對『欲陽而先陰，欲陰而先陽』的解釋，驚訝了一會，就對我說想見你！」

「見我？」

「是啊！我也覺得很奇怪，道長說他早就知道你了，你和他將有一面之緣，他想見見你。道長人不錯，說不定會教你一些東西！」老張極力勸我。

想著李道長能從一個爛南瓜中悟出治療濕熱的道理，我的確很想見見這位高人，看看這位高人是如何悟醫、悟道、悟天下的！

人稟天地而生，人身就是個小太極

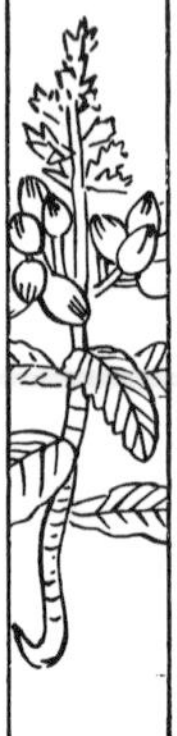

在一個風和日麗的早上，我安排好了藥店的事情，和藥農老張一起向賽武當進發。賽武當不愧一個「賽」字，它的主峰比武當山的天柱峰還要高一百多公尺。但是相對於道教聖地武當山而言，這裡的遊人少了許多，越發顯得青山靜幽。一路上行來，山勢漸陡，微風輕拂，許久沒有戶外活動的我感覺心情格外的舒爽。不知不覺，爬了三個多小時，有些小累了。看看已經到了半山腰，我們便坐下來小事休息。坐在山路邊的大石上，看著山頂的白雲，瀰漫一片，像朵朵的棉絮似的。遠處是一抹蔚藍的青山，有幾朵錦簇般的浮雲。這時候陽光正好，天上的雲朵亮得像是鑲上了銀邊，在和風吹拂下，它們在慢悠悠地飄蕩。白霧般的雲彩被遠山襯得越發皎潔。耳畔似乎還若隱若現地聽見清脆的鳥鳴聲……。

「真是修行的好地方！」我感慨道。

「是啊，李道長在這兒修行了好幾年了。看，他在那兒呢！」老張指著遠處對我說。

在幾十公尺開外的小山頭上，有一塊平地，那兒有位老者正在打太極拳。氣定神閒，如同仙人。這時剛好一縷霧氣從他身邊飄過，道長的動作讓雲霧欲升而不能，生生地被他的手掌吸引，我隱隱約約似乎看見在道長的身前、身側凝成了三個太極圖。我和老張慢慢地走近，卻都不由得放輕了腳步，怕驚擾了老人。隨著道長收功，霧氣慢慢散去。

「你們兩個過來吧，不要傻站在那兒了！」老道長的一句話驚醒了我和老張。

不遠處的道長個子不高，但當真有幾分道骨仙風，滿頭的白髮挽成髮髻，一身青色的道袍，稍有些陳舊，但很整潔。尤其是一雙眼睛，溫潤有神，絲毫不顯老態。

「道長！您好！」我上前一步，準備自我介紹。

「小友！你能夠悟通『欲陽而先陰，欲陰而先陽』的道理，悟性的確不錯。醫學之祕，不在於一藥一方，也不在於藥量，其祕在於參悟醫理！而醫理也是人性的反映啊，就拿批評人來說吧，先表揚幾句，然後再批評幾句，那麼批評就容易被接受。你剛才看到我打太極拳，你想到了些什麼？」

回憶剛才印在腦海裡的一幕，我慢慢地說：「剛才看您打太極，我彷彿看見了在您身前、左右兩側的雲霧形成了三個太極，您的太極拳影響了雲霧……。」

「你所看到的只是表象啊！你要明白萬物稟天地而生，均為陰陽交融的產物，打太極練的是氣血，你看到了我影響了雲霧，卻看不到太極推動著我體內的氣血運行。在這山高霧冷之處，你們兩人感到絲絲涼意，我卻是微微汗出，這就是太極推動我的氣血運行的結果。」

「我以前也練過太極拳，老師講過打太極拳要柔中帶剛，剛中帶柔，剛柔並濟，但並沒有講過通過打太極拳鍛鍊氣、血啊？」我心中暗想。

道長似乎看出了我的疑惑：「太極之意你還沒有搞清楚啊！天地之大，莫大於太極；天地之小，莫小於太極！人稟天地而生。太極之圖，陰陽交會也！人身形成，陰陽交會也！」

氣屬陽，血屬陰，陰陽調和才能健康

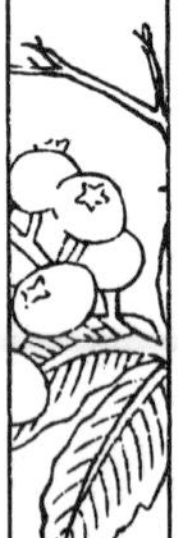

我們三個人坐下來，道長開始談論人體，談論太極。

「陽為天，陰為地，地中之清氣上升為天，天之濁氣下降為地。陰陽升降之中，相互影響，陰陽之間的平衡在動態中形成太極。這種類似的圖形，在宇宙中可見於星體的排列，在地球可見於各種陰陽二氣的對流運動。」

「龍捲風是冷暖空氣的對流形成，是否也是一種太極？」我問道。

「可以這樣理解，太極無處不在。在人體，氣屬陽，血屬陰，人體陽氣上升，陰氣下降，人身就是一個太極！」

我還是有些疑惑，「人身若是一個太極，那五臟精氣是如何運轉的呢？」

李道長站起來，一手指著天邊的太陽說：「太陽從地球的東面冉冉升起，而肝氣從人體左側徐徐上升！太陽從西邊緩緩落下，人體內陰氣從右側通過肺的斂降徐徐下降！」

「大地之中的水濕能夠滋養樹木，樹木不會枯萎；人體的腎水也能滋養肝木！也能防止肝火過亢！」

「海水被太陽照射，蒸發後化為水氣而上升為雲，可以遮擋太陽的炎熱；人體的腎水隨肝氣升騰，可以上達濟心火，防止心火過亢！」

「太陽的照耀能夠溫暖大地，大地得溫能生長萬物；人體的心火下移，可以溫暖胃土，胃得溫可以腐熟水穀！」

「太陽照耀後，土地變暖，溫暖的土地熱量下傳，可以使土中的水濕得以溫暖；人體心火的熱量，通過胃氣的下降，可以下交於腎，溫暖腎中的寒水！」

「大地的核心——地核中的熱量可以向外散發，溫暖大地的至深之處，其暖可以緩緩上升，土地中的水氣上升可以化為雲彩，烏雲的匯集化為雨水下降！這是天地的循環。在人體，腎中一縷陽氣徐徐上升，溫暖脾臟，脾臟得到腎陽的溫養，將小腸轉輸過來食物營養成分，通過漚的作用，化為精微之氣，上升至肺；肺降精微之氣中清的部分宣發，滋養皮膚和毛髮，濁的部分向下斂降滋養五臟六腑，廢棄之氣化為水通過三焦經，入膀胱，變為小便，這是人體的循環啊！」

我和老張坐著，看著道長手指天地，講述著天地的「氣血循環」，我不禁想起《黃帝內經》中提攜天地、把握陰陽的上古真人，眼前的道長不就是在提攜天地、把握陰陽嗎？我心潮澎湃，一時間有些走神。

道長順手拾起一根樹枝，在地上畫了個大大的太極圖，太極圖的左側寫上肝，右側寫上肺，上面寫上心，下面寫上腎，中央左右分別寫上脾和胃……。

人體這個太極通過道長的講述就清晰地擺在我的面前……。

我想起了去年，張道長曾經講過的氣血理論，不就是這個太極圖的兩儀嗎？左側屬陰，主血，靠心來推動；右側屬陽，主氣，靠肺來推動，這一陰一陽就好像兩個輪子，推動了人體生命運行。李道長打太極拳，不就是推動這兩個輪子運行嗎？

我將我的感悟告訴李道長，李道長開心地說：「小友悟性真的不錯，看來去年我讓小徒給你講氣血循環沒有白講，這一年多來，你一直在參悟啊！不錯，人體氣血就如同兩輪。道長一邊說一邊將太極的兩儀分割開來，太極圖演化為有傳送帶的兩個輪子。道長指著兩輪圖說，疾病的產生就是兩個輪子的運行出現了障礙，我們治病也不過就是找到輪子的卡殼點，然後針對性地修理罷了……。」

「歷代醫學大家分很多派別，只是他們各自站的角度不同，有的側重於調理脾胃的升降，有的側重於調理肝胃，有的側重於調理心腎，有的單純從腎入手……。」

「角度不一樣，都是為了恢復氣血陰陽兩輪的正常運行，就好像車子陷在泥潭中，你可以把它從前面拉出來，也可以從後面把它推出來，不同之處只是著力點不一樣，但最終結果是一樣的……。」

道長的每一句話無不在我心中激起陣陣波瀾，我反覆思索多年的疑惑終於解開了，我仰望山頂茫茫的雲霧，其間隱隱約約有一條道，它正通向中醫的顛峰。

中醫的最高境界，盡在一字——「道」

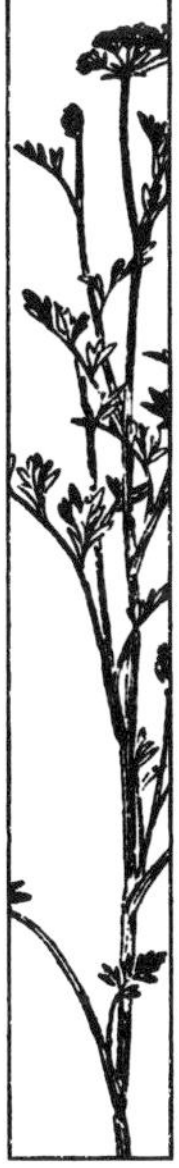

道長似乎看透了我的心思，他站了起來，指著山谷中絲絲縷縷飄起的白霧，以及山澗正飛流而下的溪流告訴我：「歷代醫家治病方法不同，但『道』是相通的。」

「中醫的最高境界不是辨析陰陽，也不是五行辨證，只是一個字——『道』！道從淺層次理解是陰陽、五行，從深的層次理解就是『太極』。」

「『道』是什麼？『道』是宇宙天地之間的變化規律，是法則、是趨勢……。只有把握了這種法則，看到天下萬物變化之規律，一切複雜的問題才能迎刃而解。」

「大醫治國，心中要有道，要有天下；小醫治病，心中也要有道，心中必須要裝得下五行。但這天下、這五行都必須順應天地之道！」張道長說得斬釘截鐵。

我再次陷入沉思中，我站起來，一邊踱步，一邊思索……。

「太極、陰陽、五行、內經、傷寒論……。所有這些最終彙集起來，加以提煉，的確就是『道』，講的是天地造化之規律、人體臟腑之規律、疾病傳變之規律……。」

我想起我的太爺，雖然他沒有系統地學習中醫，但他悟出治療疾病的方法，在臨終前跟我講過「治病一定要順其性，養其真……。臟腑之性得順，臟腑之真得養，其病不治自癒」。這不就是順應臟腑之規律、順應臟腑之「道」嗎？

「人法地，地法天，天法道，道法自然。」我似乎慢慢有些明白了！

數年後，我看電視連續劇《李小龍傳奇》，李小龍一生都在武術中探索，最終將武學凝聚成一個字——「道」。他取師傅詠春拳及其他各門派武術中的精髓，創立了「截拳道」，將「道」融於武學之中，將陰陽融入攻與防之中，中醫治療疾病不也是「攻」與「防」……。

任何事物在最高的境界都是相通的！

長瘤的松樹為何能活上百年？

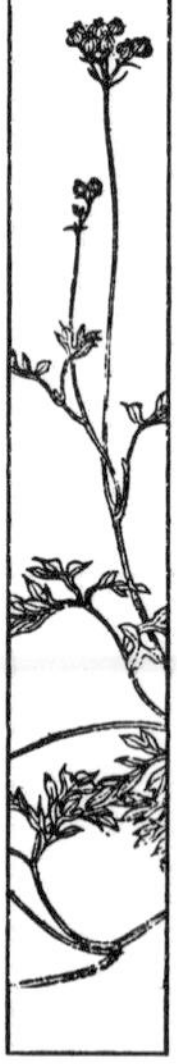

道長對醫學的領悟讓我佩服，我禁不住問說：「不知道長您是如何認識腫瘤的？」道長微微一笑，指著不遠處的一棵大松樹說：「你看看，這棵松樹已經長了上百年，樹上有這麼多的疙瘩，對於這棵樹而言，這些疙瘩就是瘤啊！你想過沒有，松樹為什麼能夠帶著這些瘤成長上百年？其實在腫瘤的治療方面，我們人類走了太多的彎路，我們應該向大自然學習，取法自然。對於腫瘤早期患者，通過調理人體氣血兩輪進行治療，正所謂『流水不腐，戶樞不蠹，氣血流暢，癥積難成』。而對於晚期腫瘤患者，其病已成，五臟已衰，此時更應該做的是培養正氣，讓患者生存品質提高，壽命延長，就是勝利，大可不必與腫瘤生死相搏，徒耗正氣，加速死亡……。」

我和老張不時向李道長諮詢一些疑難雜症的治療，而道長的回答從不拘泥於一藥一方，但往往能從「道」的高度為我們開啟一條新的思路，讓我們茅塞頓開……。

不知不覺中天色已晚，我和老張向張道長辭行，臨行前道長對我說：「道存在萬事萬物之中，平時多想想天，想想地，想想人，多觀察身邊的生活小事，由小悟大，取近知遠，這樣你才能不斷提高醫學修為……。」

李道長轉身對老張說：「我們師徒的緣分已經錯過，不可強求，不過！你如能安排好家人，我們倒可以結伴雲遊四方！」

本來還有些沮喪的老張十分激動，「追隨前輩是我多年的心願，現在我的兒女都大了，也很孝順，我也沒什麼不放心的。我即刻安排好家事，儘快上山來找您！」

夕陽之下，林間的小道顯得更加的幽靜，我和老張慢慢地向山下走去，各人想著自己的心事。

醫學之林就如同這茫茫林海，李道長給我指引了一條「醫間道」，我暗下決心，不光要在這條醫間道上走下去，等到時機成熟，我還要將「醫間道」傳播給更多的人……。

第廿三章

正如老子所說：「故有無相生，難易相成，長短相形，高下相傾……。」這是規律，是道！無與有、難與易、長與短、高與下總是相隨的。看到高血糖的病人，我想到是否人體有些地方缺糖……

自然的規律，就是道

拜訪完李道長之後，我的臨床思路有了很大的轉變。

太爺說過：「凡事要從大處著眼，從陰陽入手！」

火神派領軍人物鄭欽安在《醫理真傳》中寫道：「思之日久，偶悟得天地一陰陽耳，分之為億萬陰陽，合之為一陰陽。於是以病參究，一病有一病之虛實，一病有一病之陰陽，知此始明仲景之六經還是一經，人身之五氣還是一氣，三焦還是一焦，萬病總是在陰陽之中。」「病情變化非一端能盡，萬變萬化，不越陰陽兩法。」

從他的學術思想中，我深切體會到陰陽辨證在疾病治療中的重要性，臨床上通過辨析陰陽，常常屢獲奇效。

但也有很多時候患者的病機錯綜複雜，寒與熱、虛與實相互交織，分陰陽、立法度，失之毫釐則謬以千里。

談陰陽易，辨陰陽難啊！

以「道」看陰陽、看疾病

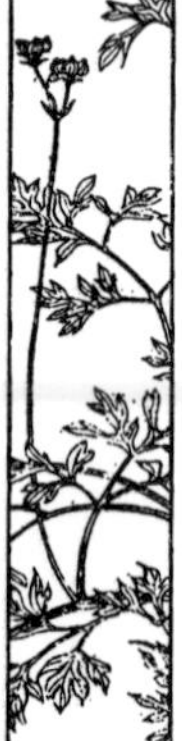

李道長的思維已經站在了陰陽之上，從天地之規律、五臟之規律來認識疾病，認識陰陽。可以說如果不是站在「道」的高度看陰陽，往往容易出錯，因為臨床上有「真陽虛」，也有「假陽虛」，在疾病表象和疾病本質之間，常常撲朔迷離，有時很難絕對地辨析陰陽，就好比無法絕對地說一個人是好人還是壞人。

道長的「醫道」，卻給了我很大的幫助，順應天地之道，順應臟腑之道，順應五行之道，則理清而思明！

咽炎、口臭、牙痛、食道炎、反酸，西醫會按照幾個病來治療。我以前會分析是虛火上炎、還是實火亢盛，因為這些病陰陽虛實分不清楚，用藥效果會有天壤之別，現在治療思路則大大不同。

患者，男性，三十六歲，經常口臭、咽喉部異物感，反酸，胸骨後疼痛，伴噁心，醫院診斷為：慢性咽炎、胃食道逆流病。服用慢咽舒寧、奧美拉唑、阿莫西林、嗎丁啉等（大陸西藥名），治療兩周，病情好轉，停藥後又復發。切脈時，發現病人右手脈象有上越之勢，患者咽炎、口臭、食道炎、反酸都是胃氣上逆所致。「胃以降為和！」這就是胃氣的特性，是規律，是「道」，逆之則病，順之則安！

在道的指引下，通過降胃氣，糾正逆亂的氣機，順應胃腑的特性，使濁氣下行。我重用枇杷葉四十克，加上黃芩、黃連、乾薑、甘草，病人服用一段時間就徹底康復了。

道長臨別時的一番話，時刻提醒著我：「道存在萬事萬物之中，平時多想想天，想想地，想想人，多觀察身邊的生活小事，由小悟大，取近知遠，這樣你才能不斷提高醫學修為。」

我太爺對我說過：「平時多想想天，多想想地，想想身邊的萬事萬物，再想想五行、五臟，取象於天地，類比於五臟，這樣很多疑難問題都可以得到解決！」

幾十年過去了，太爺的話一直正確地指引著我，而如今李道長的一番話，讓我更深層次地理解了太爺當年的苦心！

嘗到「悟道」的甜頭

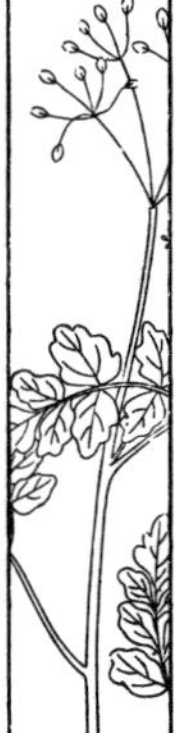

先有道，才有陰陽！醫道參悟透了，陰陽辨析自然十分清晰……。

天冷了，早上洗臉用的是熱水，洗完後，我將毛巾掛在陽臺上，晚上洗臉時，發現毛巾上半部已經乾了，而下半部仍然是濕的，而且最下端居然還結了少許冰塊！我拿著毛巾沉思了很久！

「濕性趨下」！毛巾濕透後掛起來，水向下流，上半部自然先乾了，下半部反而更濕，加上天氣原因，時間長點，慢慢就會結冰。

「濕性趨下」這是自然界的規律，就是道。

「傷於濕者，下先受之」，《內經》上寫得很清楚。我們記得熟，用得卻少，臨證時常常容易忘記！

常有病人說：「醫生啊！我每天上樓時兩腿好像灌了鉛，沉重無比，咋回事啊？」而西醫立馬會想到腦血管的問題，建議頭顱CT（電腦斷層掃描），結果常常是正常的；剛上臨床的中醫，會有些茫然，認為是疑難雜症，為啥兩腿好像灌鉛，而腿又沒有腫呢？

其實，人體就像這毛巾一樣，白天站立時間多，濕性趨下，所以下肢的濕邪就會偏重，會出現雙腿很累的感覺；如果濕邪較重，感覺就像「兩腿灌了鉛，沉重無比」了。

如果氣溫高，則毛巾下端會及時乾，就不會結冰了！在人體，如果腎陽足，沒有虧虛，或虧虛不重，則下半身濕邪會被腎陽蒸騰，化為氣而上升，在人體進行循環；如果腎陽虛衰，就好比這冬天掛濕毛巾一樣，濕邪盤踞下焦了！自然「兩腿像灌了鉛，沉重無比」了！

夜晚臥床休息，最低處就不是下肢，而是與床面接觸的部位。按照「濕性趨下」，應當與床接觸的部位不舒服啊？

事實情況正是如此，不少病人反應，白天還好，只是感覺雙腿有些累；到了晚上睡覺，前半夜還可以，後半夜慢慢開始出現腰痛、背痛，凡是與床接觸的部位都感到很累，疼痛；早上五六點鐘痛醒，起床後活動活動就好了。其實這就是濕邪由白天積於雙下肢，晚上向接觸床面的部位轉移的結果，也是「濕性趨下」啊！

看到「濕毛巾」，想到「濕性趨下」，想到「脾腎陽虛」，想到「正氣不足」……。

患者，女性，餐飲從業者，長期接觸涼水，一月來出現雙下肢沉重，上樓時好比灌了鉛一般，晚上睡覺，剛入睡時很輕鬆；天亮前周身痠痛，腰部尤甚，不得不起床活動筋骨，活動半小時後疼痛自行緩解。醫院懷疑為類風濕，但生化檢查指標均正常。病人找到我，講述完病情，我給病人切完脈，開了方：附子三十克（先煎二小時），炒白朮二十克，乾薑十五克，懷牛膝十五克，茯苓三十克，桑寄生二十克，五加皮十五克，黑豆三十克。患者服用三劑後，病就好了。

這就是從生活中悟道啊！先悟道，再辨析陰陽，然後辨析臟腑氣血！就這樣一通皆通。嘗到了「悟道」的甜頭，我便按照太爺和李道長的話，觀察生活中的細微之處，在生活小事中體會道的存在。

從「護膝之道」明白風濕病症

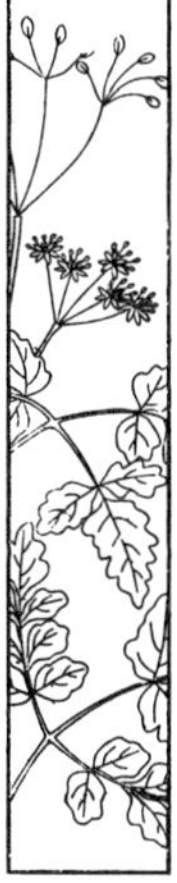

李道長說過，大醫治國，心中要有道，要有天下；小醫治病，心中也要有道，要裝得下

五行，但這天下、這五行都必須順應天地之道！真良言也！

感悟到濕毛巾的故事後，沒過幾天，一個老病號過來找我，閒談中談到他的老寒腿，老爺子說：「我自己找到一個良方，治好了我的老寒腿！」

「什麼良方啊？」一聽能治好老寒腿，我就來了興趣。

「就是入秋開始戴護膝，已經堅持兩年了，這兩年來再也沒痛過了！」

「效果真這麼好？」我問道。

「我這老寒腿有十多年了，吃藥無數，總是吃藥當時好些，沒過幾天照舊。我反覆琢磨，這老寒腿不就是怕冷嗎？我讓它冷不著就是了！於是每年一入秋，天氣稍冷我就開始戴護膝，還真管用，堅持了兩年，現在仍然堅持戴。以前我這腿就是天氣預報，現在預報天氣不靈了！平時也不痛了！依我看，這老寒腿的關鍵問題還是抵抗力差，戴上護膝，增加一層保護層，就好了……。」老爺子很有心得地談論著。

晚上我一直在想，為什麼農村將風濕稱為死不了的癌症？為什麼許多病人服用那麼多治療風濕的藥都不能徹底治癒？為什麼一個護膝，加上注意保養，效果比藥物還好？護膝不就是提供了一層保護層嗎！難道風濕的病人就少這種保護層？患者體內的風邪、濕邪、寒邪驅散後容易再次進入人體？這種保護層應該屬於中醫衛氣的範疇，難道補充氣血，讓人體衛氣充足，就可以治療風濕？

後來在治療風濕的時候，運用散寒、祛風、活血、通絡、止痛等方法時，我用上黃耆、當歸、防風、白朮等來提高正氣，患者服用後病情好轉也快了，調理階段就直接以扶正為主，這樣風濕復發的機會就少了很多。是啊！中藥治療風濕，除了祛風除濕，更重要的是給患者「帶個護膝」，即「補充衛氣」，這樣風寒濕邪就不會去而復返，患者的病情才能徹底好轉！

風濕需要護衛氣，其他的疾病呢？我的思緒受到「護膝之道」的影響。

許多病人稍稍吃生冷食物就會腹瀉，這是腸道寒邪在作怪。西醫認為是慢性腸炎。我在想，難道就不能給腸道也帶上「護膝」（即「提高腸道的抵抗力」）！如果服用溫暖下焦的藥物，如附子、艾葉、乾薑、小茴香等恢復腸道的陽氣，散去腸道的寒邪，不就是給腸道帶上護膝了嗎？在這個思路的指導下，我將〈素問〉中的芍藥湯變化後運用於臨床，治療各種慢性腸炎，取得了很好的療效。

有些病人，經常鼻塞，稍稍受涼必然噴嚏不斷，西醫診斷為過敏性鼻炎。《內經》云頭為諸陽之匯，如果頭部陽氣不足，自然稍稍受涼就會鼻塞了。能不能將「護膝之道」也運用到頭部？後來遇到這樣的病人，我試著讓病人戴上帽子，暖和起來，讓頭部出出汗，病情果然好轉了。

患者，女性，四十五歲，因受涼後出現鼻流清涕一周，清涕量大，每天需用餐巾紙十餘包，伴畏寒、怕風，在三甲醫院就診，懷疑為腦脊髓液漏，結果檢查正常。無奈中尋求中醫治療，就診時六脈沉遲。

「患者原本素體陽虛，復感寒邪，進一步加內寒，導致陽不化氣，水濕之邪隨肝氣升騰，上犯清竅……。」

想到這些，想到李道長講的人體太極氣血循環圖，我便開了一方：附子三十克（先煎二小時），乾薑二十克，苦杏仁十五克，通草十克，生麻黃十五克，細辛十克，黃耆四十克，桂枝十克，甘草十克。

患者服用一劑後病情大為減輕，兩劑治癒。

以前治療這類疾病，我會習慣性地用上蒼耳子、辛夷花這些藥，如今明白了人體陰陽氣血循環的規律，明白了「護膝之道」延伸的人體正氣不足，看病的思路也就不同了，效果反而更好了！

道！無處不在！

從牛拉車體悟便祕治療

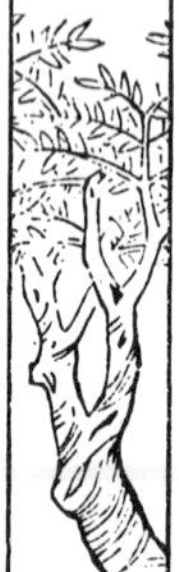

就這樣，我一邊感悟生活，感悟醫道，一邊研讀《黃帝內經》。從學醫到現在已經有二十多年了，《黃帝內經》也看了很多遍，如今在道長的影響下再次翻閱《黃帝內經》，發現《內經》中所講的就是對醫道的闡釋。正因為它立根為道，所以千年不衰；也正因為它講的是醫道，所以每一句話都是聖言。

「上古之人，其知道者，法於陰陽，和於術數……。」

「陰陽者，天地之道也……。」

「至道在微，變化無窮，孰知其原！……。」

……。

我感慨於《內經》，感慨於古人的智慧，也感慨於李道長對道的領悟。如何感悟醫道，不斷提高自己的醫學修為？如何才能更好地為病人服務，讓臨床上的疑難雜症越來越少？我一直在思索著……。

夏天回老家，父親正準備趕牛拉稻穀到鎮上碾米。不放心老爺子一人趕車上坡下坎的，我便隨父親一同前往。下午碾完米，我們慢慢悠悠趕著牛車往回走。回家要經過幾個大坡，可能牛老了，上坡時再怎麼用鞭子抽，牠總是邊走邊歇。

「牛老了，拉不動了！」我感嘆道。

「這點活牠還是可以幹的！只是上午沒吃草，這會兒沒力氣了。這時你再怎麼抽牠也沒用。乾脆，我們休息會，我抽支菸，讓牠吃吃草，再趕路也不遲！」父親將車停了下來。我們一邊聊天，一邊看著牛大口大口地吃草。

父親的話沒錯。半小時後，我們再趕牛，這傢伙果然有力氣了，拉車也快了。

「牛拉不動車，是因為沒吃草的緣故啊！」

回到家中，村裡有人聽說我回老家了，過來就診。

患者患的是頑固性便祕，看看病歷，以前吃過不少中藥，有麻仁丸加減、也有增液湯加減，還有直接用番瀉葉泡茶喝的……。

患者很痛苦地說：「剛開始這些辦法都有效，慢慢就沒效了，現在一周也難得一次大便，而且還很乾；平時經常口渴，心裡總發熱，想喝點涼的；冬天腳冰涼，來月經時小肚子痛。上個月一個老中醫看後，說是體內寒氣偏重，喝了五副藥，來月經不痛了，大便還是不好，現在這肚子鼓鼓的！」

我看了看患者舌苔，舌根部發白！切脈右尺沉遲而澀，左關鬱滯。從病機上分析，患者的確有腎陽虛衰、肝鬱化火、肝血不足的情況，但這便祕？我一邊看著病歷，一邊沉思。遠處父親正在給牛餵草，看著高高興興吃草的老黃牛，想起牠下午怎麼抽打也不願意拉車的樣子，我彷彿明白了一些道理……。

「患者肝氣鬱結，鬱而化火，熱擾胸膈，心胸煩熱，貪涼飲冷，時間久後，導致腸道積寒，同時傷及腎陽。寒性收引，腸道寒邪過重自然血行較差，腸道得不到血液的滋養，就會蠕動無力，就好像家裡老黃牛一樣，吃不到草，無力拉車……。」

「用大黃、番瀉葉之類通便，就好比用鞭子抽打飢餓的牛，無論怎樣抽打，餓牛都沒力氣拉車！」

想明白這些，我再看看鎮上老中醫的方子，溫補脾腎、潤腸通便。思路很好，於是在原方基礎加上梔子、淡豆豉、香附子、三七、赤芍、紅藤、桃仁。

一月後，老家打電話給我，談及此病人，說病已治癒，效果很好！

一次拉牛車的感悟讓我再次深切感受到醫道的重要性。

牛吃不到草，無力拉車！我們人體除了腸道供血不足，蠕動無力外，還有很多這樣的情況，大部分疾病的形成，都是虛實夾雜，因虛致實。比如高血壓的患者，有些患者是因為腦供血不足，反射性調節血壓升高，才能滿足腦袋的供血問題。這種病人只需要解決腦袋供血不足的問題（如頸椎病），血壓自然會恢復正常，用不著天天服用降壓藥。如果腦袋供血不足的原因不解決，只是天天服用降壓藥，維持血壓正常，雖然看上去血壓正常，但病人頭昏不適得不到改善！還有的病人，不是腦袋供血不足，而是外周末梢血液循環很差，缺血，導致血壓升高，多見於血黏度增高的患者，如果不改善外周供血，同樣單純降壓意義也不大……。

大自然中有高山，必有低谷。

正如老子所說：「故有無相生，難易相成，長短相形，高下相傾……。」這是規律，是道！無與有、難與易、長與短、高與下總是相隨的。看到高血糖的病人，我想到是否人體有些地方缺糖，糖的高低之間是否因脾的運化輸送出現了問題……。

一種疾病如果沒有想透其中的道理是很難治癒的，即使碰巧治好了，對自己的醫術也沒有任何提高。

李道長和太爺說的沒錯，學醫要多從身邊的小事感悟醫道！

學而不思則罔，思而不學則殆！

我相信通過自己的努力，一定可以悟出更多的道理，最終領會中醫的神奇！

第廿四章

想起小時候劈柴時看到的松樹瘤，劈開後裡面是層層包裹的木質和松油，
人體的腫瘤在形成、成長過程中，
機體不也是想將其層層包裹，阻礙它的生長嗎？
如果藥物能夠增強機體對包塊的包裹之力……

面對癌症的挑戰

自從李道長給我講了太極，講了醫道以後，我便學會感悟生活，感悟醫道，對疾病的認識上了一個臺階，治病的效果還比較理想。在我內心深處，我相信中醫是最科學的，但也是最深奧的。學中醫關鍵是要悟，說白了就是要想通，道理想通了，就沒有疑難雜症可言了，都是可以解決的常見病。

我時常告誡自己，要對中醫有信心！要持之以恆！要靜心參悟！醫道的確很深，但悟透了，又很淺……。

中藥加食療，戰勝膽管癌

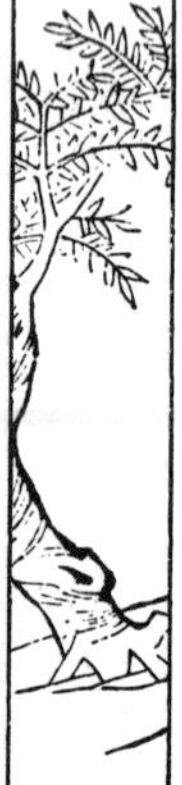

二〇〇八年六月十二日，一個普通的日子。

老病號來找我，看我病人多，就坐在候診區，待所有病人處理完後才過來。

「我父親得了膽管癌，已向肝門轉移。醫院手術探查後，認為沒有手術機會，放棄外科治療，想請你用中藥試試！」病友開門見山地說。

我心裡一沉，自從「白血病」的傷痛之後，我對癌症一直在研究，但仍沒有什麼大的突破。如果是普通的病情，我相信並且也能夠治癒他們，還他們以健康，但面對惡性腫瘤，我卻有些汗顏。這一年，我看過一些腫瘤晚期的病人，往往都是家屬請到醫院會診，而我所能做的只是用些中藥來暫時緩解他們的痛苦，僅此而已。現在如果將雖然微弱但仍燃燒的鮮活的生命交付到我手中，讓我來拯救，我真的有些猶豫，如果好了，皆大歡喜，如果……。

看出了我的猶豫，他說：「醫院基本上放棄了，沒關係的，老朋友了，我們相信你。萬一走到盡頭，也不關你的事，你也可以學一學！」病友的話充滿著鼓勵，同時給著希望。

「西醫已經放棄的，中醫不能放棄！只有給病人希望，病人才有機會！」想到這一年多來對氣血的參悟，想到李道長對腫瘤的見解，我點了點頭。

第二天患者在家人的帶領下過來就診。

男性，六十五歲，胃癌術後三年，發現膽管腫塊一個月。患者二〇〇五年曾經因胃癌手術，切除三分之二胃，術後恢復較好，體重恢復到術前狀態。三月前，患者開始出現面色發黃，患者並未在意，一個月後黃色加重，在買菜時遇到醫院醫生，建議住院檢查。門診超音波發現肝外膽管腫塊二・六公分×一・一公分，結論為肝外阻塞性黃疸，肝外膽管上端急性「占位性病變」①。MRCP（核磁共振膽胰道攝影術）顯示肝外膽管中上受阻，急性病變，累及膽總管。隨後入院手術探查，發現腫瘤位於肝總管，包繞整個肝十二指腸韌帶，侵犯肝門結構，並延伸入肝內，膽囊明顯萎縮。考慮患者年老，腫塊已延伸入肝內，醫院放棄手術切除。就診時患者面色萎黃，說話有力，飲食尚可，體重一百二十八斤，舌質青紫，兩側可見齒痕，舌中部、根部白膩而厚。切脈：左右寸部虛無，左右關部浮鬱，左關如豆，左右尺部沉實有力。從患者說話、飲食狀況及脈象來看，正氣尚存，可以一搏，我於是制定了治療計畫：

長期醫囑：①要求患者購買生牛蹄筋加水熬九到十二個小時後，熬成濃湯，一斤服用五天，每天服用兩次（事實證明這是很對的，在此後的一年內，患者白蛋白基本上在正常範圍內）；②嚴禁吃含有動物脂肪的食物；③適當鍛鍊，放鬆心情，積極應對，樂觀生活每一天；④每十五天做一次超音波，觀察腫塊大小。

① 「占位性病變」通常泛指腫瘤、寄生蟲、結石、血腫等，而不涉及疾病的病因，是醫學影像診斷學中的專用名詞，通常出現在X光、超音波等檢查結果中，也就是被檢查的部位有一個「多出來的東西」，這個「多出來的東西」可能讓周圍組織受壓、移位。

患者脈象顯示雙側寸部細弱，關部鬱塞，正如張道長通過蒸飯比喻的那樣，「中焦不通，半生不熟，上焦不能如霧，下焦已成焦糊狀態！」

按照道長的陰陽氣血循環理論，患者目前中焦鬱澀，疏通中焦，應當恢復肝脾之功能，同時還得針對包塊進行治療，遂開如下處方：柴胡十克，茵陳二十克，川楝子十五克，烏藥十克，鬱金三十克，枳殼二十克，黨參二十克，玄參二十克，生牡蠣二十克，全蟲十克，蜈蚣二條，甲珠粉十克（沖服），僵蠶十克，三棱二十克，文朮二十克。共五劑，水煎服日一劑。

五天後複診，未見不適，排氣增多，食欲增強，舌苔白膩，關部鬱澀稍舒，原方稍作調整，繼續服用五劑；十天後複診，未見不適，食欲可，舌苔仍白膩，脈象如故，再進五劑；十五天後行超音波檢查，結果顯示包塊沒有長大，但也沒有變小，脾臟厚度減少。

在沒有服用任何抗癌西藥的前提下，單純服用中藥加食療，經過十五天治療，腫塊沒有長大，看來服中藥對癌細胞起到了控制作用！看到檢查的結果，我堅定了信心！

於是再次給病人切脈：左關鬱澀，右尺沉細而弱，舌根白膩。患者肝膽淤滯不通，脾腎陽虛的病機慢慢顯露出來，按照張道長的氣化理論，當考慮溫補腎陽，升脾降胃，同時疏肝利膽，於是開下方：附子五十克（先煎），乾薑二十克，肉桂十五克，黨參四十克，黃耆四十克，茯苓四十克，白朮三十克，木香四十克，炙馬錢子六克，玄參二十克，生牡蠣二十克，川楝子十五克，烏藥十五克，三棱三十克，文朮三十克，鬱金三十克，熟地黃四十克，製首烏四十克，大蜈蚣四條，全蟲十克，白英二十克。五劑，日一劑，水煎兩邊，混合後濃縮成七百五十毫升，分三次內服。

服完後，患者體力恢復，從家中走來（四公里左右），但時有噁心感。於是在上方加竹茹二十五克，生雞內金三十克，生薑二十克，再進五劑……。

第二個療程結束後複查，肝功能好轉，超音波結果顯示包塊沒有變化，患者體力恢復，信心大增，認為採用中藥治療的路完全正確，至少一個月下來，沒有往西醫所說的方向進展。

想起李道長當時指著長瘤的松樹給我講的一番話，看到現在治療一個月後的結果，我的信心也增加不少！是啊！不讓患者失望，也不能讓李道長失望！

我一邊治療，以便總結治療經過，發現茵陳蒿湯治療阻塞性黃疸還是有效的；溫腎健脾對體質的恢復是很好的；炙馬錢子、玄參、生牡蠣、三棱、文朮、蜈蚣、全蟲、白英、半枝蓮、半邊蓮對腫塊的抑制作用是確切的。

在隨後的四個月內，我基本採用上述的辦法，調節患者體內陰陽二氣的循環，努力疏通體內鬱結的氣道。患者病情一直很穩定，五個月的生存已經超過了西醫的預測，我有理由相信，患者堅定的信心加上李道長的氣血循環理論指導下辨證用藥，病人一定會有好的轉機！

人能帶「瘤」生存嗎？

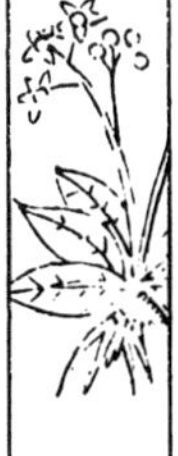

「患者年輕時體內寒邪就較重，寒性收引，阻塞經絡，經絡不暢，形成癥積。包塊因寒

而起，淤滯日久，鬱積化火，本因寒起，復又化熱，寒中有熱，熱中有寒；清熱解毒可以解其熱，短期內可以縮小包塊，但卻加重經絡鬱塞，用溫藥可以散經絡之寒，卻加快包塊的成長，其中平衡如何掌握很是關鍵。」

「想起小時候劈柴時看到的松樹瘤，劈開後裡面是層層包裹的木質和松油，人體的腫瘤在形成、成長過程中，機體不也是想將其層層包裹，阻礙它的生長嗎？如果藥物能夠增強機體對包塊的包裹之力？阻滯其擴散，另外疏通其他不暢的經絡，代償已經被包塊阻塞的經絡，這樣人不就和帶瘤生長的松樹一樣，也能帶『瘤』生存，安享晚年！」慢慢的，我對腫瘤的認識和治療思路清晰起來……。

患者的求生欲望很強，每次無論藥物再苦，都能一口喝下，好比戰場上，無論你下什麼命令，你的士兵都嚴格執行；而做為醫者的我，就彷彿戰場上的指揮官，但是對於如何取得戰役的勝利，心中卻沒有十足的把握，看著士兵戰場流血，自己也時常覺得心痛。

二〇〇八年十一月，綜合近半年的經驗後，我開出如下處方：柴胡二百克，鬱金四百克，枳實三百克，生大黃一百克，龍膽草二百克，虎杖四百克，紅參二百克，茯苓三百克，白朮三百克，木香六百克，三棱六百克，文朮六百克，玄參六百克，生牡蠣六百克，蜈蚣一百條，三七一百五十克，鱉甲一百五十克，乾蟾一百五十克，半枝蓮三百克，半邊蓮三百克，生川烏一百五十克，生草烏一百五十克，當歸一百五十克，黑豆八百克，甘草三百克，山甲珠一百克，附子三百克，肉桂一百克，乾薑一百五十克，黃耆五百克，製首烏五百克，靈芝五百克，紅景天五百克，紫金牛二百克。將上方製成濃縮藥丸，每次十克，每日三次。

……。

一年後的今天，患者的包塊仍在，但患者健康地活著，我真的覺得很安慰！

正如李道長所說：「流水不腐，戶樞不蠹，氣血流暢，癥積難成！」中醫治療癌症，有獨到之處，優勢明顯，只要在腫瘤未成之前，調理人體氣血的循環，病人自然不會發展到疾病已成，五臟衰竭的程度。我也想告誡那些平時不注意養生的人：「渴而穿井，鬥而鑄錐，不亦晚乎！」

雖然前路還有很多困難和不解之處，但每每想起李道長的教導和病人對治療癌症的決心，我對於未來充滿希望和信心。

老子說過：「難易相成。」世間很多非常複雜的問題，往往有非常簡單的解決辦法，要找到這些解決的辦法，關鍵是參悟其中的道。癌症、愛滋病、B型肝炎等這些疑難疾病，一定有非常簡單的解決辦法，我們醫務人員需要做的是不斷參悟醫學，提高自己悟性，培養科學研究的思維，創新思維，看問題的境界提高了，疑難病也是簡單病了！

挑戰癌症，是中醫必須要做的事情！

第廿五章

弘揚這門集預防、治療、養生、保健於一體的科學，
讓它為了全人類的健康，永遠發出璀璨的光芒，
這不僅僅是我們中醫工作者的責任，是每一個中國人的責任……。

還原中醫的原貌

從太爺教我開始學習中醫，到成為一名真正的中醫，我是幸運的！不僅僅是因為成為一名中醫醫生而幸運，幸運的是我找到了人生奮鬥的方向，從事著自已熱愛的事業！

培養中醫不是培養一個兩個中醫名家，也不是擁有一個效方而自居，而是讓整個社會都會為中醫而驕傲，為能夠學習中醫而自豪！

想到這些，我覺得我應該做些什麼了！中醫需要亮劍！需要向世人展示，而不是在西醫面前退縮和讓步。

中醫，教人養生的實踐療法

「亮劍！」是的！中醫的確需要亮劍！

為了讓更多的人系統地瞭解中醫，我將自己學習中醫的過程寫下來，寫成這本書，希望能給中醫愛好者和正在學習中醫的人一些幫助；為了讓更多的人瞭解中醫、學習中醫、感悟中醫，結合道長給我傳授的醫學之道，我開始編寫《醫問》一書，說明如何學中醫。我相信在不久的未來，古老的中醫一定會再現它的輝煌。

在《醫問》中，我鄭重地寫下了：

什麼人適合學中醫？如何感悟中醫？

不少人抱怨，學習中醫太難了，很想學，但不知如何下手，感覺要學的東西太多，而中醫方面的書籍浩如煙海，在這麼多書籍中如何找到進入中醫寶庫的大門，好像真的很難，其實這既是中醫的魅力，也是中醫的短處。

古人學習中醫的，大多是讀書出身的文人，文人就愛賣弄文字，本身很簡單的問題，文人筆下就寫得玄而又玄，好像不玄就不能證明自己有水準，就好像現代有些詩，讀出來只是一種感覺，但很難理解是什麼意思。

其實中醫來自於民間的醫療實踐，在文人的總結和提升下，轉變成中醫理論，然後再指導臨床。一個來自於民間的、樸素的、簡單的東西，來自於我們祖輩反覆總結出來的東西，我們為什麼害怕學習，不敢學習呢？為什麼要排斥它呢？學習中醫其實也很簡單。

每個人對學習中醫的理解各不相同，就好像練習武功，有的只是為了強身健體；有的卻是為了光宗耀祖；有的想成為一代宗師；有的……。

思想不同，出發點也不一樣。學習中醫也是如此！有些小孩子的母親，想學習中醫，只是為了讓小孩更加健康，不再受疾病的困擾。有些長期被疾病纏繞的病人，學習中醫，只是想讓自己健康起來，能夠健康的生活每一天。有些從事臨床的中醫工作者，學習中醫、研究中醫，目的是讓自己能更好地為病人服務，提高自己的治療水準。從事科學研究的人員，學習中醫，是為了在疑難疾病的攻克上找到新的方法。也有的學習中醫是為了學得一技之長，能夠混口飯吃，能夠養家餬口……。

不是所有的學習中醫都要求有悟性，這是錯誤的。中醫是教給人們養生的方法，教給人們預防和治療疾病的方法。但如果以中醫作為職業，那要求就會高一些，懂得的就應該多一些，這也是無可厚非的，因為人命關天，病人生命所託，如果不提高自己的水準，則不是救人，而是殺生了。

在遠古的洪荒年代，人類沒有衣服，沒有穩定的食物，為了生存，人們必須要適應大自然，在大自然變化中尋找自己生存的方式，不是談健康長壽，只是為了生存，思想單純，沒有追逐名利，只是考慮怎麼適寒溫、避風雨，每個人都是養生家，不然就沒法生存。

隨著人類社會的進步，人類有太多的辦法適應自然界的變化，但也正因為如此，反而忽略了自然界的變化，人類自身適應自然界的能力在不斷下降，稍稍的自然界變化就會導致許多人生病。學習中醫，就是讓我們認識我們的大自然，認識我們自身的身體，從而讓我們去融入大自然，尋求健康生存的養生之道，尋求疾病的治療之道。

中醫不玄，是省察身體得失的一門科學

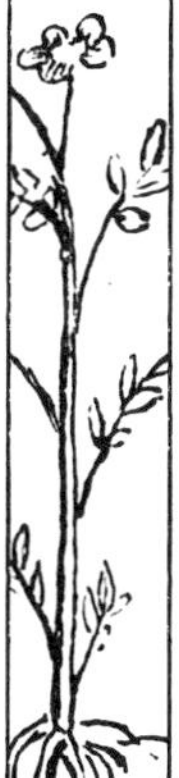

每個人都可以學習中醫，感受中醫。

因為學習中醫就是感受我們身邊的世界，學習中醫就是內視我們自身的身體。

從原始、從本質中感受世界，這就是我們要學習的東西！

不是哪一類人，而是整個人類！

中醫是不是玄學？中醫有沒有療效？中醫該不該弘揚？

這些問題只有我們自身實踐了，才能有深刻的體會，才會知道該如何對待中醫，建立學習中醫的信心。

《內經．上古天真論篇第一》中寫道：「夫上古聖人之教下也，皆謂之虛邪賊風，避之有時，恬淡虛無，真氣從之，精神內守，病安從來。」

「虛邪賊風，避之有時」。如果天氣變冷，我們都知道加衣服，這是一種本能反應，這也

是養生中最基本的理念，也是最本質、最樸素的理念，玄不玄呢？一點也不玄！

但如果深入去想，我們可以給自己身體加衣服避賊風，那服用扶正的藥物不就是給五臟加衣服嗎？通過加衣服來避賊風！遠離寒涼食品，不就是讓我們五臟來避寒邪嗎？都是很普通的道理，都是源於生活最簡單、最本質、最樸素的東西。但就是這些道理的運用，能讓我們的身體得到保護，能讓我們健康生活，這就是中醫，就是醫道。

《內經．上古天真論篇第一》中寫道：「故美其食，任其服，樂其俗，高下不相慕，其民曰樸。」

如此簡單的養生之道，現代人又有多少人能做到呢？如果我們浮躁的心靜了下來，將事物看淡了，物質層次的追求減少了，名利也看的不重，自然能夠樂其俗，誰還在乎吃「鮑魚」還是吃「排骨」，還會在乎穿「貂皮」還是「棉衣」，因為只要能保暖，就能起到避賊風的作用，心境達到了一定高度，人就能達到天人合一，就能健康長壽。

這些《內經》中的原話，非常質樸，就好像一位年過七旬的老人，在向我們講述過來人的經歷。我們虛心聽取的時候，會感到自己平時對生命的認識是多麼膚淺，心態是如何浮躁；會發現我們經常捨本逐末，當疾病來臨、生命終結之時，又希望能夠一下子除掉疾患！又希望能夠立時起死回生！我們為什麼不早點學習中醫裡面的養生之道，讓我們自己的心能夠安寧，讓自己的身體能夠健康，對待我們周圍的環境不要那麼極端！

借用《內經》原話：「嗜欲不能勞其目，邪淫不能惑其心，愚智賢不肖不懼於物，故合於道。所以能年皆度百歲而動作不衰者，以其德全不危也。」這就是養生之道！

中醫是與生活息息相關的健康指南

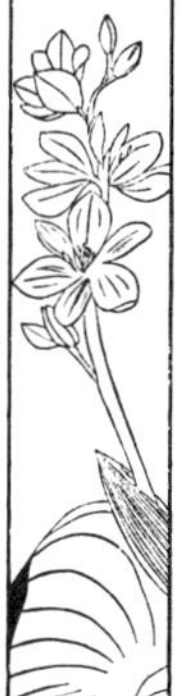

中醫有沒有療效？

首先我想問一下，對中醫療效有疑問的人試過沒有？有沒有採取中醫的思維，辨證運用中醫的治療手段？

舉個例子，前年的夏天，一個患者到我這裡來，要求打點滴，我問為什麼？患者說重感冒了，打點滴好得快！我說，你認為幾天好才算快。

患者笑說，每次感冒打點滴，三天就好了。

「那我一天給你治好，算不算快？」

「那當然快了，中醫可以嗎？」

「當然可以了！」

患者因為晚上睡覺空調溫度太低，受寒所致。於是我採用薑油在患者背部刮痧，沿著膀胱經刮出紫黑色瘀點，前後不到十幾分鐘，患者感覺病減輕了一大半，隨後開了一副麻黃附子細辛湯，所謂的重感冒，不到一天，當天晚上就好了。在隨後的這一兩年，這位患者每次感冒必喝湯藥，只開一劑就可以了，輕點的感冒，自己熬點蔥薑水喝喝就沒事了。建立在患者腦子中的「感冒必須要打點滴」的思想也就徹底消失了，代之的是懂得如何預防感冒，感冒初期如何調理。這就是中醫的魅力，中醫的療效！

只有我們切身體會之後，才知道疾病可以這樣治療，中醫效果也可以這麼好，中醫中藥的治療也不慢啊！

小時候在農村，醫療沒有現在這麼便利，很多病我太爺就是這麼治療的，習慣了這種治療方式，也習慣了感冒後家裡老人給我熬碗蔥薑茶喝，我從懂事到現在，已經二三十年了，沒有打過一次點滴，每當身體稍有不適，採用一些很簡單的辦法，就能很快調整過來，這是我的親身感受。因為有了這些親身的體驗，所以我堅信中醫的療效，一點也不慢，一點也不比西藥差。這也是一個中醫工作者，對自己從事工作的信心——對自己、對中醫、對《黃帝內經》的信心。

如果一門知識，與我們的生活息息相關，是我們的健康指南，我們應該如何對待呢，難道應該放棄？難道下雪了，我們不該加衣服？難道我們應該羨慕權貴？我們應該唯利是圖？

不是的！人之初，性本善！每個人都有一個善良的心。我們的身體本身就有一套精密的調理機制，我們需要的是養生，是學會保養這個精密而又完美的身體，讓他不受外邪和內傷的損害，這就是未病先防，這就是治未病。這就是中醫的特點和優勢，我們弘揚中醫是理所應當的，弘揚這門集預防、治療、養生、保健於一體的科學，讓它為了全人類的健康，永遠發出璀璨的光芒，這不僅僅是我們中醫工作者的責任，是每一個中國人的責任……。

中醫的五臟學理與醫案

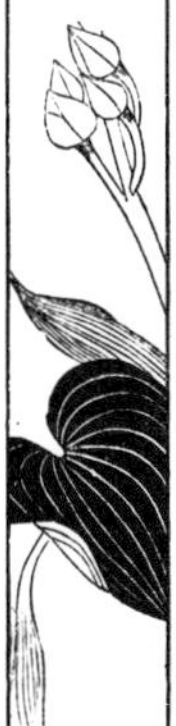

現在臨床多年後，再回頭看看正在學習中醫的學生，看看已經進入臨床卻按照西醫的思維模式開中藥處方的中醫師，我深切感受到他們需要有人指引，指引他們真實地瞭解中醫、認識中醫、學習中醫。只有這些人都能真正加入到中醫行列，大家一起傳播中醫文化，傳播中醫理念和中醫思維方式，中醫才能振興，學習中醫才能有光明大道。

我將中醫基礎理論與臨床結合起來，編寫《我對中醫的理解》，希望讓枯燥的中醫理論與靈活的臨床結合起來，提高大家對中醫基礎理論的理解，培養大家中醫思維。

在《我對中醫的理解》第一章中，我寫道：五臟所主在臨床中的運用。

第一講：心主血脈，其華在面

心主血脈，意思是說心有推動氣血在脈管內運行以營養全身的功能。心與血脈相連，心氣是血液運行的動力；心是循環系統的主要組成部分，心的搏動維持著血液在脈管內的正常運行；血管方面的疾病，首先當從心來考慮，這是古人總結的，提綱挈領。記住容易，但臨床遇到疾病時往往不容易想到。

【案例：腦供血不足】

患者劉某，男，五十二歲，頭昏、乏力三個月，加重三天。患者三個月來，無明顯誘因出現頭暈，測血壓一一五／七十五毫米汞柱，在醫院行頸部動脈彩色超音波檢查，報告椎基底動脈狹窄，血行速度緩慢，於是靜脈點滴丹參七天。病情稍緩解，起床時仍然頭昏，近三天病情加重，頭暈伴噁心。經朋友介紹前來就診，症見臉色恍白，嘴唇發淡，舌質淡，苔薄白。切脈：左右寸口細軟，心跳每分鐘六十二次。

診　斷：眩暈（氣血虧虛）。西醫診斷為椎基底動脈供血不足。

分　析：心主血脈，左寸細軟，心臟氣血虧虛，鼓動無力，血行無力，上不能達於頭，外不能養周身，故出現頭暈，乏力。心臟供血改善，自能改善頭暈。

處　方：桂枝加龍骨牡蠣湯和歸脾湯加減。人參十五克，桂枝十二克，龍骨粉二十克，生牡蠣二十克，當歸十五克，白朮十五克，白茯苓十五克，黃耆二十克，遠志八克，龍眼肉二十克，酸棗仁十五克，炙甘草十克，葛根二十五克，川芎十八克。五劑。一劑知，五劑病若失。囑服歸脾丸十天鞏固療效。五劑後血壓升至一三五／七十八毫米汞柱。

其華在面：心血是否充足與面部氣色密切相關，心臟氣血充足，面色紅潤光澤，若心臟氣血虧乏，脈管空虛，則面色蒼白無華。心血淤阻時血行不暢，故面色青紫，出現色素沉著。臨床上治療面部疾病時別忘了心是它的主人。

【案例：黃褐斑】

患者蕭某，女，四十三歲。兩顴皮膚發暗一年，加重一月。患者一年來兩顴皮膚發暗，形成斑塊，使用多種祛斑產品無效。最近一月，生意操勞，皮膚顏色加重，請來就診。就診時面色恍白，兩顴暗黃色，嘴唇顏色偏白，月經量少，色淡，質稀，每次三天。舌質淡，齒痕舌，苔薄白，舌尖有瘀點；脈象：左右寸口細弱，左關鬱澀。血壓九十五／六十毫米汞柱。

診　斷：黃褐斑（氣血虧虛）。

分　析：「心主血脈，其華在面」，心血不足，鼓動無力，血行緩慢，面部皮膚得不到滋養，代謝產物無法清除，自然出現皮膚色素沉著。面部出現斑塊，心情受到抑鬱，進一步加重病情。

治　法：益氣養血，活血化瘀，舒肝解鬱。

處　方：人參二十五克，黃耆二十克，當歸十五克，丹參二十克，菖蒲十五克，遠志十克，桂枝十五克，柴胡十二克，白芍三十克，赤芍三十克，雞血藤二十五克，玫瑰花十五克，香附子十五克，鬱金十五克，製首烏二十克，炙甘草十五克。

五劑，水煎服，日一劑。

同時用西洋參五十克煎水一百毫升。每早洗臉後，用手搓面部一百下，皮膚發熱發燙為度；搓完後，用西洋參水控於皮膚上。

複　診：面色有光澤，斑已變淺。守方十劑，前後大約二十天，患者面如桃花。

第二講：肝主疏泄

「疏泄」是疏通暢達的意思，含意有二，其一是指肝有調節某些精神、情志活動的功能，其二是指肝協助脾胃進行腐熟和運化的作用（與膽汁的分泌排泄有關）。臨床上，看到病人心情抑鬱，唉聲嘆氣，胸脅苦滿，經前乳房脹痛，我們很容易想到是肝氣鬱結的問題。但是如果長期消化不良，吃健胃消食藥又無效，是否想到肝臟？大便不乾不稀，排便卻總是不甚利索，是否想到肝臟？血黏度高，血行不暢，手指發麻，是否想到肝臟？諸如此類通而不暢的疾病，我們都別忘了肝臟，因為肝臟管理著人體的疏通功能。

【案例：腹脹】

患者，男，四十二歲。餐後飽脹感十餘年。

患者十餘年來，常出現餐後飽脹，須服用嗎丁啉或健胃消食片，方能緩解；若不用藥，則無飢餓感。多處中醫診治，均以脾胃虛弱治之，服藥期間有效，停藥後即發。正應了廣告詞「家中常備健胃消食片」。偶然機會路過我處，談及此病如何治療。觀其面色偏黑，身體稍消瘦，嘴唇發暗。切脈：左關鬱澀。告知當從肝治。病人欣然接受一試。

診　斷：腹脹（肝鬱脾滯）。

治　療：疏肝利膽，健脾開胃。

柴胡十五克，枳實二十克，竹茹二十克，白朮二十克，茯苓二十克，黨參十五克，炒內金三十克，山楂三十克，木香二十克，炙甘草十克。五劑。患者服後，飯量增加，到下餐前有較強飢餓感。一月後體重增加近十斤。

肝主筋指全身筋肉的運動與肝有關，就是說肝支配全身肌肉關節的活動。筋附著於骨，筋收縮或弛張而使關節活動自如。筋又賴肝血的濡養，故有「肝生筋」之說，如肝血不足，血不養筋，則出現肢體麻木屈伸不利，痙攣拘急或委弱等症狀。如肝風內動時，即可出現震顫抽搐，以及角弓反張等症狀。

【案例：筋膜失養】

患者王某，三十五歲。雙側小腿腓腸肌疼痛十餘年。十餘年來無明顯誘因出現雙側小腿腓腸肌疼痛，以夏季為重。求治於當地各大醫院，行類風濕及痛風相關檢查結果均正常，無明確診斷。患者體型瘦（身高一百七十八公分，體重六十公斤）。舌根苔白，齒痕舌，兩寸脈細弱，兩關弦滑緊，兩尺沉緊。反覆詢問得知病人嚴重畏寒，平素食欲差。

二〇〇九年診斷歷程如後：

5月23日　初診，診斷：痹證（寒濕痹阻）。採用桂枝芍藥知母湯加三仁湯化裁，五劑。

5月28日　複診，自覺身體輕鬆些，上午好轉，但下午四點到五點出現疼痛加重。考慮膀胱經寒氣太重，上方加大附子用量到三十克，同時每劑加穿山甲粉八克，分三次沖服，五劑。

6月2日　複診，病情好轉，但疲憊感加重，右寸細弱，右關鬱滯。患者從小脾胃虛弱，結合脈象，採用開胃湯加玉屏風加活絡靈效丹，白朮用至五十克，五劑。

6月6日　複診，病情穩定，白天沒有再出現疼痛，體力恢復許多，脈象也有所好轉。但每晚一點到二點出現腓腸肌疼痛，用手壓時具體疼痛部位不明確。考慮寒濕長期閉阻經絡，氣血鬱而化熱，筋膜受熱而焦，肝主筋，故出現丑時疼痛，當以養筋為主，但養筋則加重水濕之邪，反覆斟酌如何「養陰而不加重濕邪」？憶張錫純之用白芍心得，採用如下方：

麥冬二十克，巴戟天十五克，酸棗仁二十克，九地二十克，黃柏十二克，薏米二十克，蒼朮十五克，生甘草三十克，白芍八十克，赤芍二十克，玄參二十五克，生牡蠣二十克，炙馬錢子三克，王不留行子二十克。

6月9日 複診，患者服後丑時未再發作，但舌苔偏膩，上方加蒼朮十五克，五劑。

6月15日 複診，服用五天來，未再疼痛過，病人情緒很好，上方白芍減至五十克，馬錢子去掉，再服五劑鞏固療效。

本例患者，病情十年有餘，寒濕痹阻經脈，筋脈焦枯失養，養陰柔筋非常重要，但養陰易加重陰邪，其中用藥很有辨析的價值。

臨床中「膝為筋之府」這句話，常容易被忘卻。當遇見膝關節的病變時，我們往往套用肝腎陰虛。其實不然，膝關節的許多問題多由於寒濕留注，筋失所養所致，病機是腎陽虛衰，寒凝肝脈，氣血不暢，筋失所養。治療上在溫腎散寒、活血通絡的同時，別忘了行氣疏肝。

第三講：脾主運化

脾的運化功能包括運化水穀精微和運化水濕兩個方面。飲食經過胃的消化後，再經脾進一步消化並吸收其富有營養物質的水穀精微，轉輸至心肺，再通過經脈輸送到全身，營養周身臟腑、器官、組織；其水液部分，亦由脾吸收轉輸，在肺、腎、膀胱等臟腑的共同協作下，來維持和調節體內水液代謝的平衡；如果脾虛不能運化，除消化不良，食後腹脹，大便稀薄外，還能產生水濕滯留的病證。水濕滯留於胃腸則腹脹、大便溏泄（脾虛泄瀉）；水濕停留肌膚則浮腫（脾虛水腫）；水濕停留於肺，則成痰飲（脾虛生痰）。所以有「諸濕腫滿，皆屬於脾」之說。

脾主肌肉主四肢：脾胃為「後天之本」，「生化之源」。全身的肌肉及四肢活動都要依靠脾胃運化的水穀精微來濡養。脾氣健運，營養充足，則肌肉豐滿，四肢有力；若脾氣虛弱，運化不健，營養不足，肌肉失養，就會逐漸消瘦乏力，甚則發生委弱不用等症狀。故有「脾主一身之肌肉」、「脾病而四肢不用」之說。

關於脾運化水穀精微和運化水液，臨床經常運用，但脾主四肢，在臨床上很容易被遺忘。

【案例：中風後遺症】

患者張某，男，六十五歲。右側肢體癱瘓半年。患者半年前因腦梗塞住院治療，遺留右側肢體偏癱後遺症。後經中醫針灸治療一月，同時服用活血化瘀等中藥，多為補陽還五湯（黃耆、當歸尾、赤芍、地龍、川芎、紅花、桃仁）加減，偏癱症狀恢復較慢，雖手指活動度有所改善，但右手握力仍較左側明顯下降，右下肢肌力二級（輪椅），經上門會診，見患者體質偏胖，說話中氣明顯不足。舌質淡，苔膩；脈浮滑，右關沉取無根。

診斷：中風後遺症（脾虛濕盛，痰濕阻絡）。

分析：患者平素體胖，「瘦人多火、胖人多痰」，中風後原本有風痰阻絡的病機存在，醫家不知健脾祛痰，套用「活血化瘀」這個萬金油，脾主四肢，痰濕困脾，脾氣不展，四肢失養，自然恢復較慢。

處方：二陳湯和四君子湯加減。

人參二十五克，茯苓三十克，土炒白朮二十五克，法半夏十五克，陳皮十五克，蒼朮十五克，厚朴十五克，製天南星十克，菖蒲十二克（後），炙甘草十克，小伸筋草三十克。十劑。水煎服，日一劑。囑加強功能鍛鍊。

二診：患者食欲增加，每餐前有較強飢餓感，右手握力明顯增強，下肢肌力漸恢復至3＋，可以下地扶杖行走站立。守方十劑。

三診：患者在家人攙扶下，步行一公里左右，前來就診。患者說話中氣十足，血壓一三〇／七十毫米汞柱，原方稍加補腎陽之藥，製成丸藥服用，進一步鞏固療效，囑每天步行一小時，加強鍛鍊。

一、肺主氣：肺是呼吸器官，肺主氣有兩個含意：一是指呼吸之氣，即吸入自然之清氣，呼出體內之濁氣，維持人體內外的氣體交換；二是肺有宣發和肅降兩種功能，具有條暢氣機的作用；肺有宣有肅，氣才能出能入，氣道暢通，呼吸均勻。如果肺的宣肅功能失常，則氣機不暢，可引起「肺氣不宣」、「肺失肅降」或「肺氣上逆」等病理變化，出現咳嗽、氣喘等症狀。故有「諸氣膹鬱，皆屬於肺」之說。

二、肺主肅降，通調水道：肺有促進和維持水液代謝正常平衡的作用，人體內水液的正常運行，依賴於肺氣的通調，脾氣的轉輸，腎的氣化及膀胱的排泄功能。肺氣肅降，水道通調，則小便通利，故有「肺為腎之上源」之說。

臨床上肺氣虛有很多表現，如：咳喘無力，少氣不足以息，動則更甚，痰液清稀，面色淡白或恍白，神疲體倦，聲音低怯。自汗、畏風，易於感冒。肅降功能失常，可以導致腎水來源不夠，腎精虧虛；宣發太過則水濕積於皮膚，導致患一些頑固性皮膚病。

【案例：體虛感冒】

患者，男，八歲。反覆感冒五年。患者五年來，每月感冒不下於三次，每次經歷五六天，使用抗生素點滴幾天方癒。家人不敢吹電扇，不敢開空調，恐其出現感冒咳嗽。多年來家長痛苦異常。二〇〇八年夏天因感冒咳嗽住院一周未癒前來就診，就診時患者神疲體倦，食欲不振，鼻流清涕，咳嗽無力，痰液清稀，面色白，自汗。舌質淡，脈細。

診斷：感冒（氣虛感冒）。
治療：補肺健脾，益氣解表。
方藥：玉屏風散和補中益氣湯加減。
黃耆十五克，白朮十二克，北防風十五克，黨參十五克，荊芥穗六克，甘草十克，當歸八克，陳皮十克，柴胡六克，黃芩十克，炙麻黃八克，苦杏仁十五克，生薑二十克，大棗六枚。三劑，水煎服，日一劑。

二診：患者服藥後，體力明顯恢復，咳嗽減輕，但從未喝過中藥，服藥艱難，要求變通療法。開食療方：黃耆二十克，白朮二十克，北防風二十克。共煎成一千毫升，去藥渣，加牛肉二百克（切成小塊），小火燉數小時，以爛為度，加調料後，吃肉喝湯。隔日一次，連用一月。三月後家長介紹其他病人過來，述患兒近期未感冒過，體質較前大大好轉。

第五講：腎主水，腎主骨

肺、脾、腎三臟均與人體水液的代謝和調節有關，其中腎起主要作用。水自胃入，經脾上輸於肺，通過肺的肅降，下行於腎，下行之水液經腎「氣化」，清者復上升至肺，濁而無用的部分經由膀胱排出體外。在這個過程中，脾的運化，肺的通調，三焦的決瀆，膀胱的排泄，都要依賴腎陽的作用。所以腎陽不足，「氣化」作用減退，會導致水的輸布失常，出現全身水腫、小便不利等症狀。臨床上腎陽不足引起的下肢水腫很常見，往往西醫的檢查不會有異常發現，多考慮為特發性水腫，通過利尿等治療，短期緩解，不能維持療效。此時，如果能夠想到溫補腎陽來治療，通常能夠取得很好的療效。

【案例：陽虛水泛】

患者楊某，女性，四十五歲。雙下肢水腫三月餘；患者三月餘前出現雙下肢水腫，呈凹陷性，晨輕暮重，在醫院做相關檢查，心、肺、腎等均正常。醫院診斷為特發性水腫。二〇〇七年十二月經他人介紹前來就診。患者訴平素怕冷，惡風且夜尿頻多。觀患者體型偏胖，雙下肢凹陷性水腫，無靜脈曲張，舌質胖嫩，有齒痕，舌根白膩，右尺沉滑，左寸細軟。

診　斷：水腫（陽虛水泛）。

治　療：溫陽化氣，利水消腫。

處　方：附子三十克（先煎二小時），肉桂十五克（後），乾薑十五克，白朮二十克，細辛十克，黃耆三十克，益母草二十五克，川芎十五克，茯苓二十克，生麻黃十克，桂枝十五克，生甘草十克。三劑。水煎服，日一劑。

複　診：患者服藥後，水腫明顯減輕，僅下午足背稍有水腫，夜尿較前減少，怕冷、惡寒亦有所改善。效不更方，守方五劑。三月後介紹另一水腫患者前來就診。

腎主骨藏髓。腎精是生長骨髓的物質基礎，髓藏於骨腔之中，可以營養骨質。髓通於腦，故有「腎生骨髓」，「諸髓者皆屬於腦」之說。腎精充足，骨、髓、腦三者充實健壯，四肢輕勁有力，行動靈敏、精力充沛，耳目聰明；腎精不足，則動作遲緩，骨弱無力，眩暈健忘。臨床對大腦發育不全、神經衰弱、再生障礙性貧血、軟骨病、骨折癒合延遲、骨質疏鬆等用補腎法治療可取得一定療效。

【案例：腦癱】

患者劉某，男，五歲。智力發育遲緩五年，患者出生時因臍帶繞頸難產，出現新生兒缺血缺氧性腦病而致腦癱。智力發育緩慢。就診時體重二十二斤，不能站立，口常流涎，僅能發單字音，雙上肢關節活動僵硬。舌質淡，苔薄白。脈沉細。

診　斷：腦癱（髓海不充）。

治　療：補腎健腦。

處　方：核桃仁二百克，何首烏一百克，枸杞子八十克，龜甲八十克，菟絲子八十克，丹參六十克，遼五味子六十克，紅花三十克，川芎六十克，遠志五十克，地龍六十克，葛根八十克，當歸八十克，黃精六十克，石菖蒲六十克（後下）。上方加蜂蜜三斤製成糖漿，每次二十毫升，每日三次，服用一月。

二診：患兒服用後，納食較前好轉，體重長至二十五斤，雙上肢活動稍靈活。原方再服二月，囑加強功能鍛鍊。

三診：患兒能自行站立，可由他人牽扶行走。患者家屬信心大增，原方核桃仁增加到二百五十克，服用一月。

四診：患兒能說簡單句子，自行行走但仍步態不穩，原方守方繼續治療中。

第廿六章

每當我看著臨床上一些長期被病魔折磨的患者，想盡辦法都無效時，我在想，中醫的整個發展過程中，古人有沒有思考遺漏的地方……

尋根求源，迎難而上

路漫漫其修遠兮，吾將上下而求索！

按照太爺的計畫，我一步步走進了中醫殿堂，也按照太爺的指引尋找到了人生的方向。

每當我看著臨床上一些長期被病魔折磨的患者，想盡辦法都無效時，我在想，中醫的整個發展過程中，古人有沒有思考遺漏的地方，不然為什麼許多病得不到合理的解釋，找不到最佳的治療方案？

經絡會受損嗎？

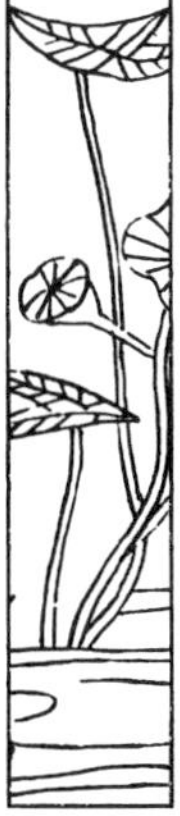

二〇〇七年的秋天，一個胸痛的患者找到我，說自己在家搬東西時胸部被撞傷，岔氣

了，疼得不敢深吸氣，輕輕咳嗽即疼痛難忍，胸部X光攝影排除骨折。想起太爺用抽小茴香菸捲治療岔氣的方法，我如法炮製。開了二十克小茴香讓病人煎水喝。第二天患者反應，喝藥後，疼痛稍有緩解，但仍疼痛難忍，是否有更快的辦法？

我一邊切脈，一邊沉思：岔氣是因外力撞擊引起的，痛則不通，太爺採用小茴香目的是順氣，而患者鬱的氣從何而來，是肌肉拉傷了？即便是肌肉拉傷也不會疼得如此厲害；難道是小血管破裂了？那應該局部顏色發暗，即便是小血管破裂也不會如此難受啊；骨折已經排除；如果是神經受損，應當有麻木的部位啊！難道是經絡受損？

想到這我立即感到新奇，因為這麼多年的學醫，還未聽說過經絡受損的情況，但仔細一想也不是沒有道理。經絡既然是輸送經氣的通道，如同血脈輸送血液一樣，受損也是情理之中！血脈受傷後，血液溢出，成為瘀血；那經絡受損後，經氣外泄，自然成為淤氣；氣淤不通，不通則痛，自然會疼痛，理論上說得過去！

太爺採用茴香配合菸絲點燃後吸入，肺主氣，借小茴香通過肺經來順一身之氣，淤氣得順，病就好了。但現在患者是女性不抽菸，而且病情可能比太爺遇到的病人病情要重，如何是好？

目前患者也不完全排除微小血管受損的情況，治療當從「行氣」、「散瘀」、「止血」、「止痛」、「疏通經絡」入手。止痛藥常用元胡，行血中之氣的藥當為川芎，既能止血又能化瘀的當屬三七，疏通十二經絡的藥最效莫過於穿山甲……。

想到這些，我立即提筆開了一方，自擬為岔氣湯：三七十五克，延胡索三十克，川芎三十克，穿山甲細粉十克（沖服）。白酒五十毫升為引，加水一千毫升，煎取六百毫升，分三次內服。加白酒目的是因為延胡索的有效成分延胡索乙素不融於水，融於乙醇。

患者服用一劑痛消病癒。

接下來的幾個月，我一直考慮，外力撞傷可以導致經絡受損，如果不及時治療會有什麼後遺症？這股離經之氣在體內排不出去，必然四處流竄，竄到什麼地方，什麼地方應該就不通暢，就會疼痛，這種遊走性的疼痛應該在臨床上可以見到的！

沒過幾天，果然來了個全身遊走性疼痛的患者！

患者張某，女，三十歲，全身遊走性疼痛半年。半年前因抬重物姿勢不當，導致腰部岔氣，疼痛難忍，自服止痛藥三天，病情緩解；隨後開始出現頸部僵痛，三天後自行好轉；隨後出現上臂痛，貼止痛膏後好轉；繼而出現小腿疼痛，有時一天同時出現多部位遊走性疼痛。在醫院就診，未能明確診斷，醫院中醫科按照風濕治療無效。患者自述有時感覺一股氣跑到心臟，立即出現胸悶，幾分鐘後又自行緩解。

聽著病人的描述，我心裡非常清楚，這是第二個經絡受損的病例了！

古書記載的「風善行而數變」，將多少醫生帶入誤區啊！經絡受損，離經之氣在體內遊行才是這種遊走性疼痛的真正病因！

我開了岔氣湯三劑，患者服用兩劑後，完全康復，傳為佳話。

經絡損傷有哪些表現呢？

看著前面的病例，我繼續深入研究，經絡受損應該不僅僅局限於外傷，手術應該也是損傷經絡最常見的例子，那麼手術後遺症中，是否與經絡受損有直接關係？

接下來，每當遇到疑難雜病，我總愛問上病人，「以前做過什麼手術沒有？」

慢慢的，我發現一些手術導致經絡受損的病例，而且病例還很多。

患者計某，女，三十五歲，二○○七年十二月因心慌氣短、四肢無力、頭昏前來就診。診得六脈細軟，左右寸部沉細無力，診斷為氣血兩虧，大氣下陷。採用補益氣血，升舉陽氣治療，一劑而知，連服六劑後，患者自覺症狀消失。二月復來就診，自述上次服藥癒後不到半月，病情復發，情形如故。仔細詢問病史。患者二十七歲生小孩進行剖腹產後，身體開始虛弱，經常感冒咳嗽，周身莫名其妙地脹痛，時發時止，按風濕治療無效。人參、黃耆、當歸、阿膠服用無數，每次停藥不出半月即發病，自認為已無藥可救。診斷：經絡受損。手術傷經、元氣外瀉，經絡受損一日不修復，經氣外泄一日不止，氣血日漸衰退，離經之氣日益加重，體內津液運行受阻，久之百病自生。治法：初期採益氣升陽，引氣歸經，通利水道治其標；後期接經順氣，修復經絡。通過調理一月餘，徹底治癒。

患者陳某，女，二十八歲。二○○七年十一月通過朋友介紹前來就診。患者自述二○○

三年患左側附件囊腫①並腹腔黏連，在醫院進行手術治療，術後自覺腰骶部下墜感，每於排卵期加重，平時騎自行車或乘坐公車時即覺肛門內脹滿難受，無便血。醫院進行彩色超音波檢查，未見異常。患病兩年來，通過採取抗生素消炎、物理設備理療、針灸治療等多種途徑，均未能徹底治癒。診斷：經絡受損（手術傷經、經氣外泄，局部經氣淤滯不通）。

治法：接經順氣，修復經絡。處方：川芎二十克，元胡二十五克，通草十克，砂仁五克（後下），杜仲十五克，牛膝十二克，穿山甲粉十克（沖服）。五副，每日兩次，黃酒二兩為引，水煎服。服藥一劑後矢氣連連，自感腰骶部下墜減輕，五副服完後，徹底治癒。

還有一些有嚴重手術後遺症的，沒有找到良方！

如今，找到修復這些意外受損和無辜受損經絡的方法，成了我最大的心願！

我必須得繼續研究下去！經絡的本質是什麼？經絡的運行原動力是什麼？經絡所運行之經氣的來源？經絡損傷與修復的機制是什麼？經絡損傷有哪些具體的表現？經絡損傷有哪些後遺症？經絡損傷如何修復？健康的人如何鍛鍊自己的經絡？

未來的路還很漫長，我將在我所喜愛的中醫之路上繼續探索下去，窮我畢生之力，展中醫之輝煌……。

①女性生殖器官中的輸卵管、卵巢稱為子宮附件，附件囊腫就是指輸卵管和卵巢的囊性腫瘤，內容物性質為液態，臨床以卵巢囊腫為多見，是婦科常見病。左側附件囊腫就是左邊的卵巢有囊性腫瘤，發生於任何年齡，大多數發生於生育期。

BE0003

跟著太爺學中醫：一個傳統中醫的成長歷程

作者　余浩
文字編輯　王志攀
特約編輯　曾惠君
美術構成　吉松薛爾
校對　魏秋綢

發行人　蘇拾平
總編輯　于芝峰
副總編輯　田哲榮
業務發行　王綬晨、邱紹溢
行銷企劃　陳詩婷

出版　橡實文化 ACORN Publishing
地址：臺北市10544松山區復興北路333號11樓之4
電話：02-2718-2001 ◇ 傳真：02-2719-1308
E-mail信箱：acorn@andbooks.com.tw

發行　大雁出版基地
地址：臺北市10544松山區復興北路333號11樓之4
電話：02-2718-2001 ◇ 傳真：02-2718-1258
讀者傳真服務：02-2718-1258
讀者服務信箱：andbooks@andbooks.com.tw
劃撥帳號：19983379 ◇ 戶名：大雁文化事業股份有限公司

印刷　中原造像股份有限公司
初版一刷　二〇一三年八月
初版十八刷　二〇二一年十月
定價　三百二十元
ISBN　978-986-6362-80-4

國家圖書館出版品預行編目（CIP）資料

跟著太爺學中醫：一個傳統中醫的成長歷程 / 余浩著. -- 初版. -- 臺北市：橡實文化出版：大雁文化發行, 2013.08
288面；17×23公分

ISBN 978-986-6362-80-4(平裝)
1.中醫

413　　102015125

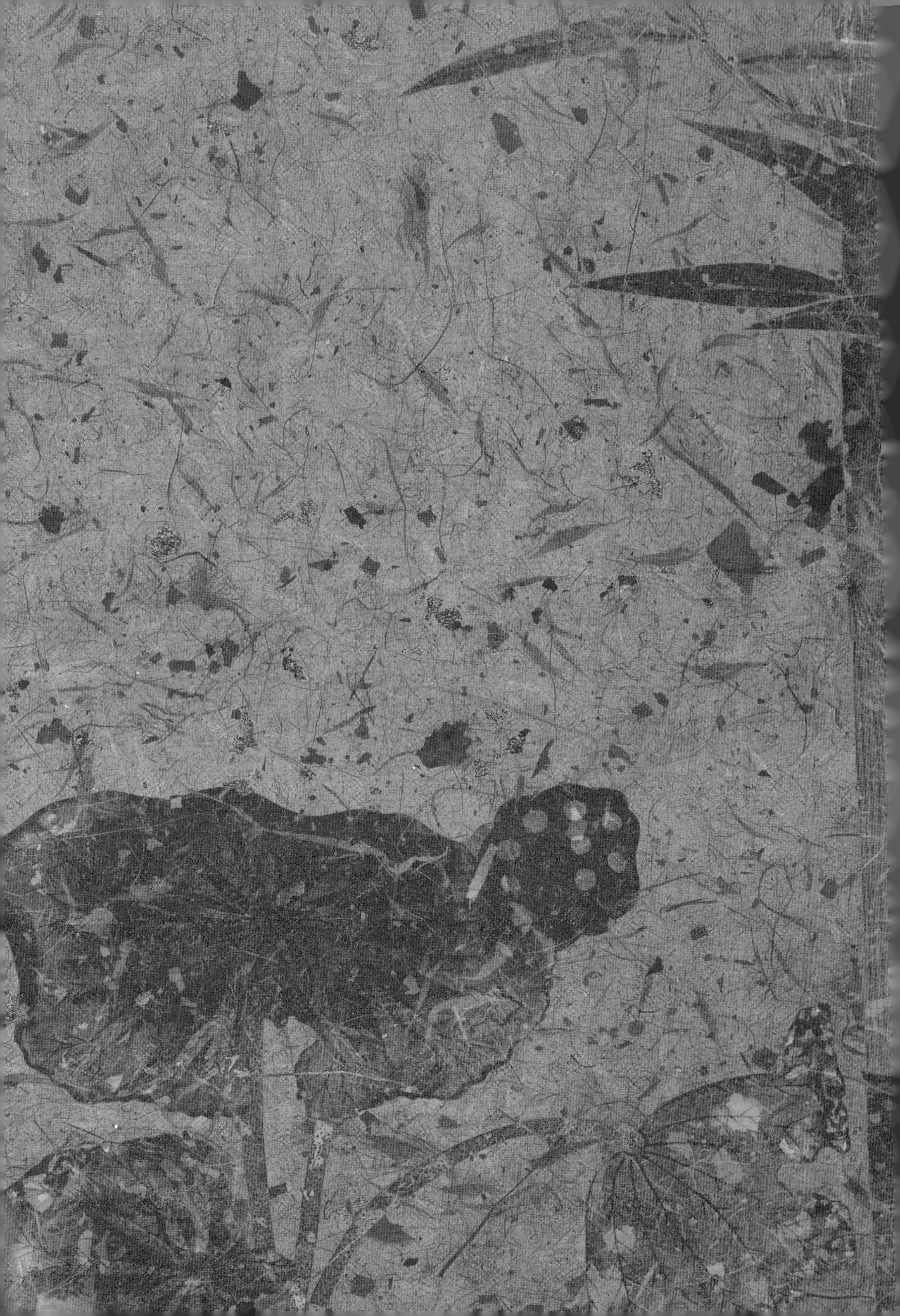

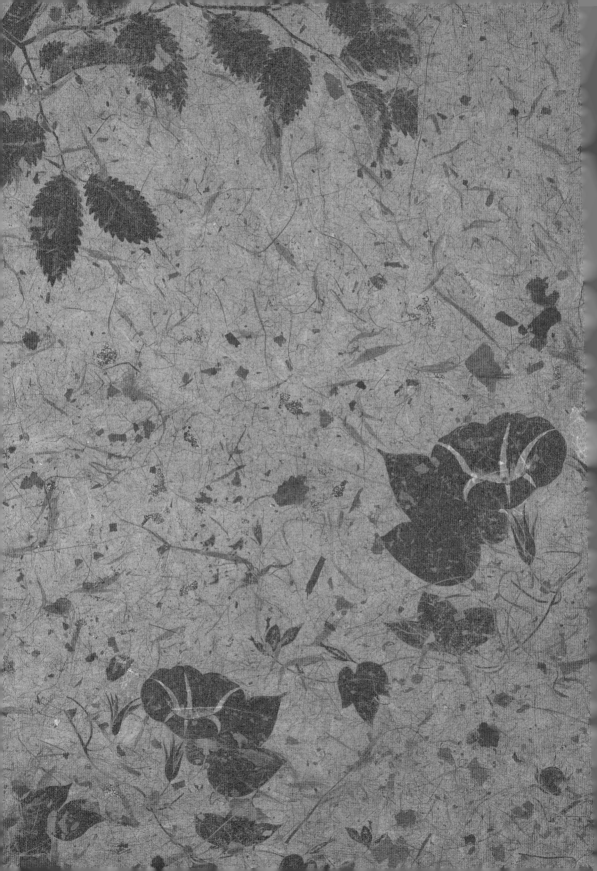

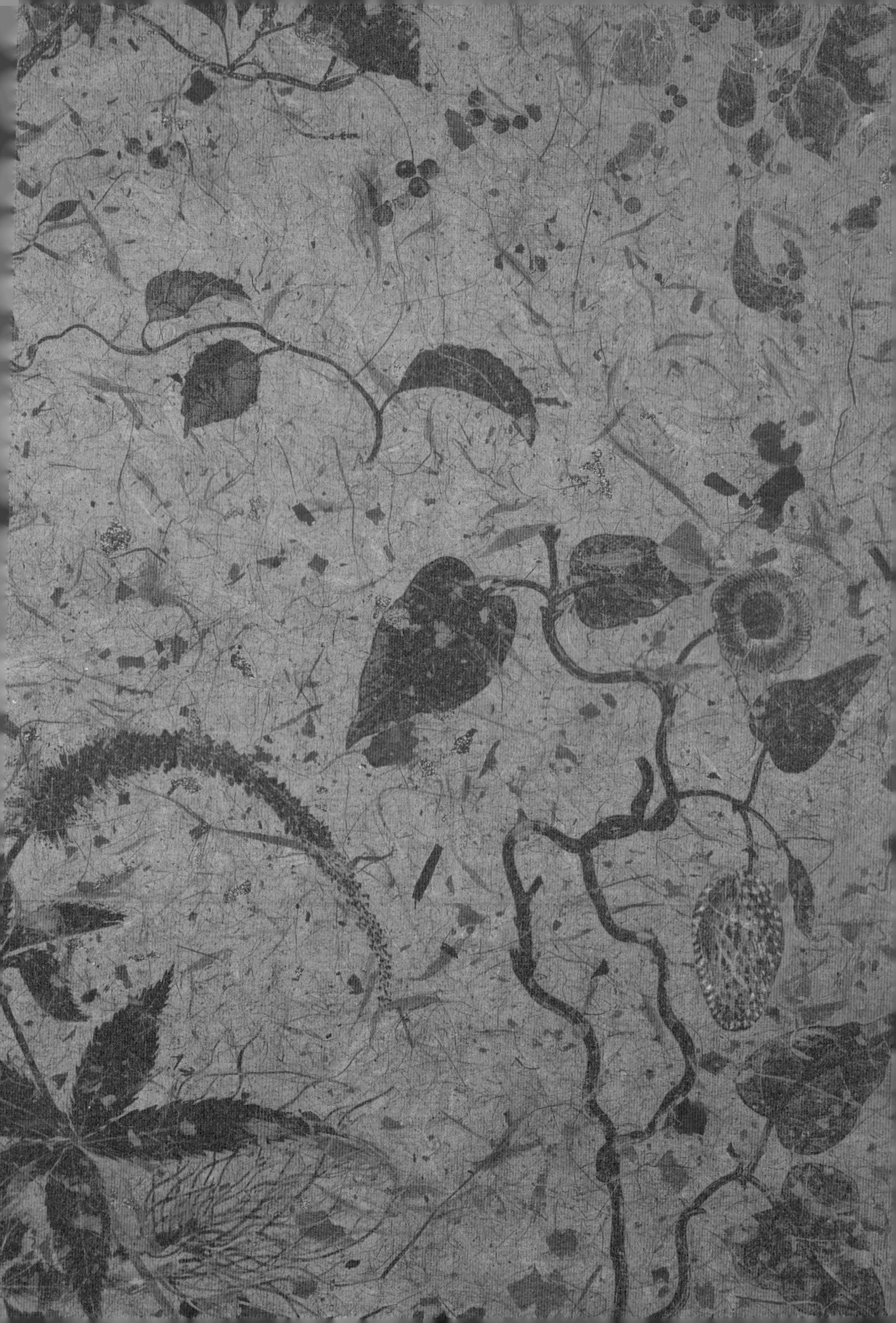